치매예방활동 시리즈 ❹

즐겁게 노래하며

화투색칠하기 ❶

최현숙 엮음

서현사

머리말

《즐겁게 노래하며 화투색칠하기》는 누구나 잘 알고 있는 화투에 색칠을 하면서 손과 손가락의 감각을 많이 사용하고 색의 배열 등을 생각하며 뇌를 반복적으로 자극할 수 있도록 개발된《현장활동가를 위한 화투색칠하기》의 보급판으로 만들어진 책입니다. 손과 뇌에 다양하게 활용하는 화투색칠하기는 치매를 예방할 뿐만 아니라 어르신들의 무료한 여가시간을 효과적으로 즐길 수 있습니다.

손과 뇌를 이용해 색칠을 하는 것은 건강한 몸을 위해 영양가 있는 좋은 음식을 먹는 것과 같습니다. 매일 규칙적인 식사를 하듯이 하루에 조금씩 꾸준히 하면 여가시간 활용과 뇌의 자극에 도움이 됩니다. 편식이 오히려 몸을 망치는 것처럼 오랫동안 앉아 색칠만 하는 것은 건강을 해칠 수 있으니 꾸준히 하루도 거르지 않고 하는 것이 중요합니다.

《즐겁게 노래하며 화투색칠하기》에서는 노래교실을 운영하며 문화센터 등에서 어르신들에게 노래를 가르치며 즐겨 부르던 노랫말을 선정해 수록했습니다. 자칫 지루할 수 있는 색칠하기를 하면서 노랫말을 보며 노래를 흥얼거리다 보면 옛날 기억도 회상할 수 있을 것이고 뇌도 충분히 자극시킬 수 있을 것입니다.

노래는 폐활량뿐 아니라 뇌세포까지 활성화시켜 신체적인 건강과 심리적인 안정을 누릴 수 있어 일석삼조의 효과를 얻을 수 있습니다. 즐겁게 노래하며 색칠하는 놀이를 통해 부디 치매도 예방하고 행복한 100세 시대를 건강하게 누리시길 바랍니다.

2021년 4월
최 현 숙

화투색칠하기

화투는 1년 열두 달을 상징하는 화초 그림이 그려진 그림카드를 가지고 여러 사람이 어울려 노는 놀이입니다. 월별로 각각 4장씩 총 48장으로 구성되어 있고, 각각의 그림에는 일본 고유의 세시풍속, 월별 행사, 풍습, 의식 그리고 교훈 등이 담겨 있습니다.
이 책에는 매월 2개씩의 화투가 그려져 있습니다. 6~7페이지에 견본으로 화투의 컬러 그림이 있습니다. 견본 그림을 보고 똑같이 색을 칠해도 되고, 자신이 좋아하는 색이나 자유롭게 그날의 기분에 따라 다르게 색을 칠해도 됩니다.

노래부르기

우리나라 사람들 누구나 노래 부르기를 즐겨합니다. 오래전부터 우리 선조들은 음주가무를 즐겼고, 크고 작은 행사가 있을 때면 의례히 춤과 노래가 등장하였습니다. 그래서 중국 고대 역사책에서도 우리 민족은 음주가무를 즐기는 민족이라고 표기하고 있습니다.
어르신들이 청소년시절이나 청년시절, 중년시절을 지나오며 불렀던 많은 노래들 중에 화투그림 열두 달에 맞춰 어울릴 만한 노래를 선정하여 노랫말을 실었습니다. 살아오면서 한번쯤은 흥얼거려 본 적이 있을 만한 노래들입니다. 화투그림에 색을 칠하면서 그 옛날 추억을 떠올리며 노래를 불러보세요. 젊었을 때의 기억만으로도 감정이 기쁨으로 벅차오를 뿐 아니라 마음이 따뜻해지는 것을 느낄 수 있을 겁니다.
이 노랫말은 각종 매체를 통해서 쉽게 들을 수 있는 노래들입니다. 노래를 부른 가수의 원곡을 찾아서 들어보는 것도 삶에 활력이 될 것입니다. 다른 가수가 불러 느낌이 조금 다른 노래들도 많이 있습니다. 직접 노래를 찾고 따라 부르면서 색을 칠해보시기 바랍니다.
《즐겁게 노래하며 화투색칠하기》의 노래들은 노래교실에서 직접 부르면서 지도하는 과정의 유튜브 동영상도 있으니 인터넷에서 한번 찾아보시기 바랍니다. 자녀와 손자의 도움을 받으면 쉽게 보고 들을 수 있을 것입니다.

노래찾기

화투의 구성

화투 그림을 참고하여 뒤쪽에 있는 화투의 밑그림에 색을 칠해보세요.

1월 (정월) 솔(송학)

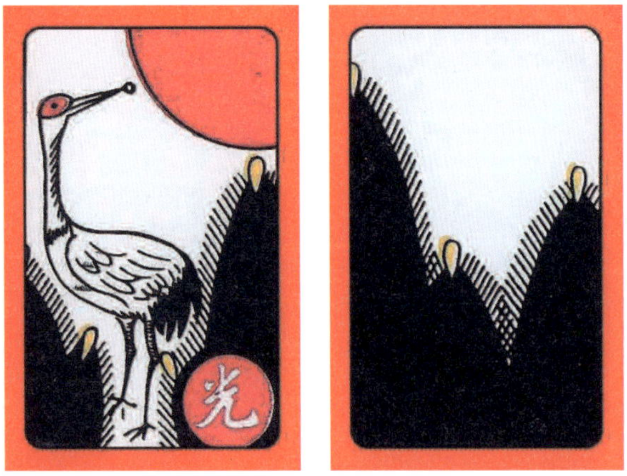

2월 매화(매조)

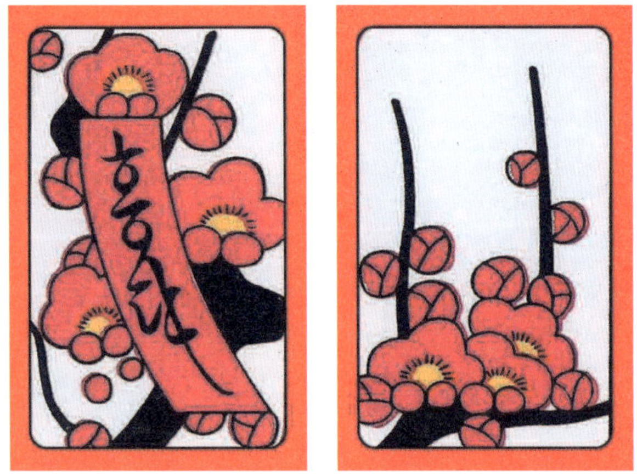

3월 벚꽃

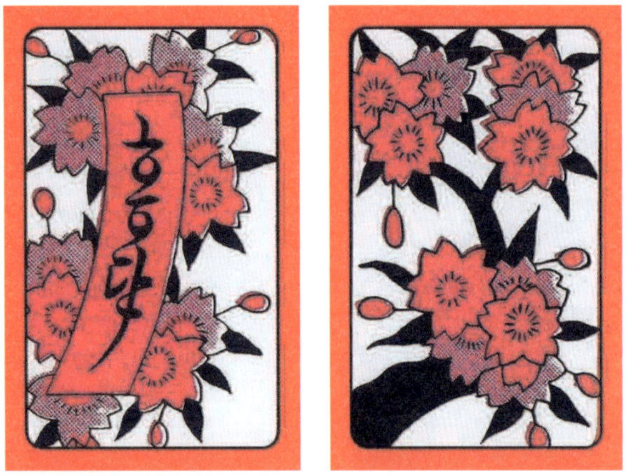

4월 흑싸리(등나무)

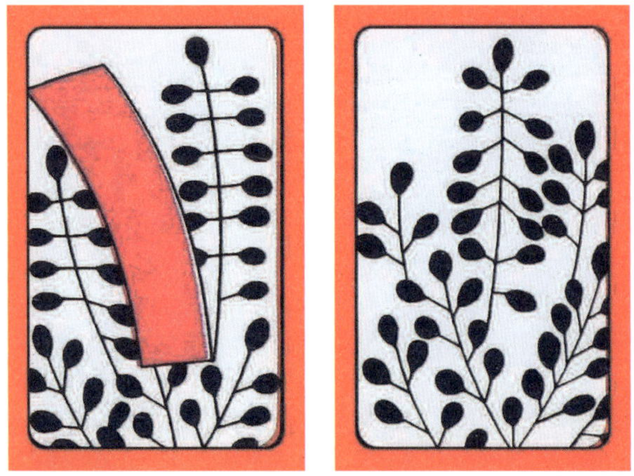

5월 꽃창포

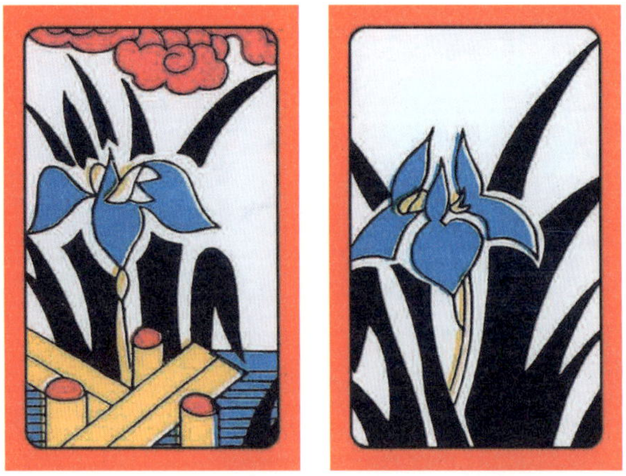

6월 목단(모란)

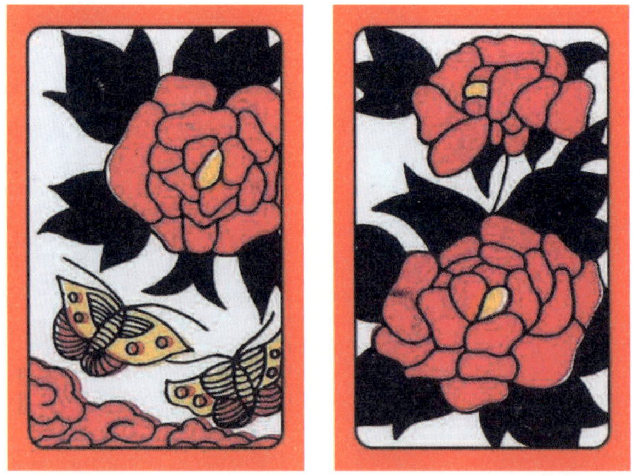

7월 홍싸리

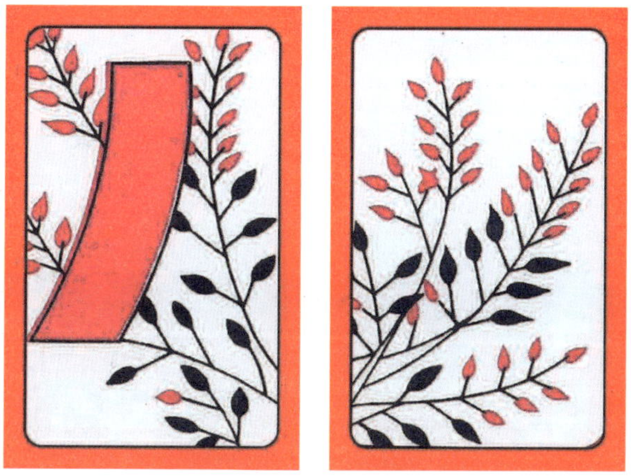

8월 공산명월

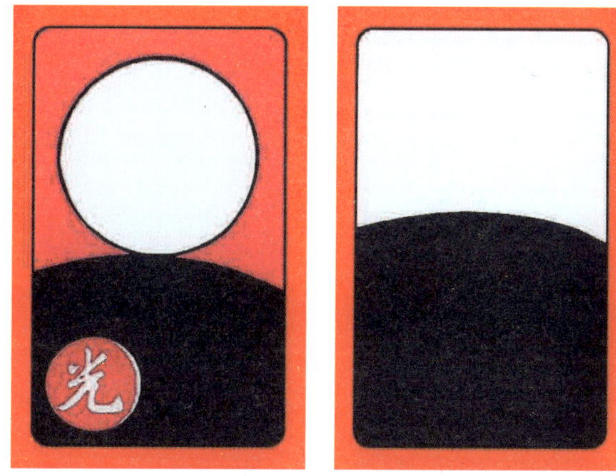

9월 국화

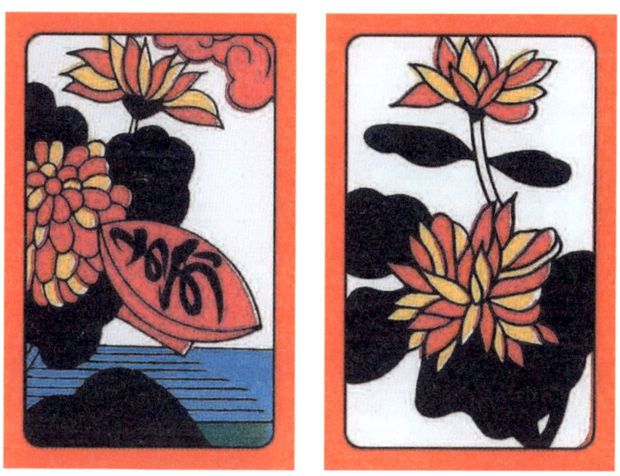

10월 단풍

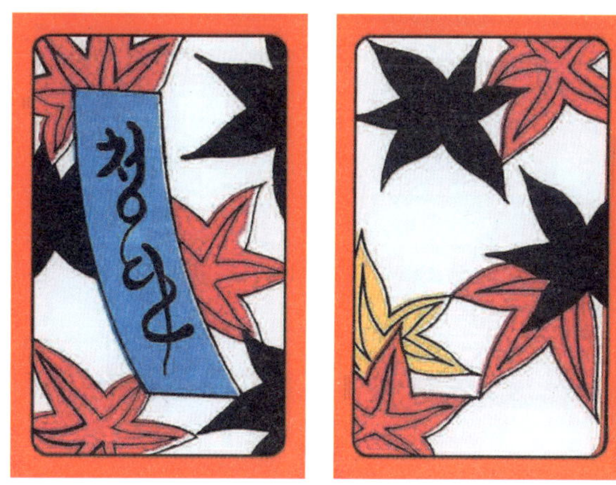

11월 오동

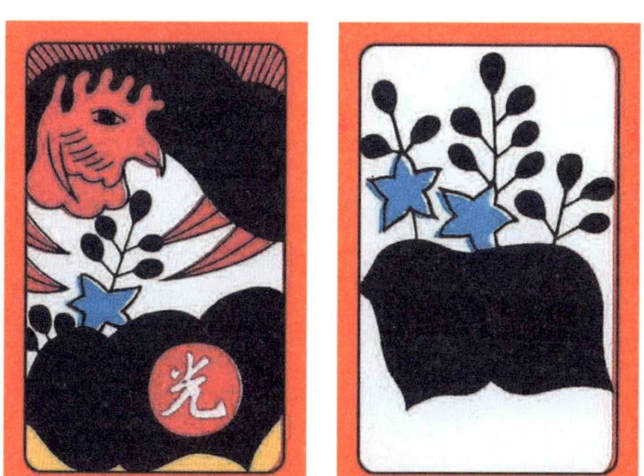

12월 비(雨)

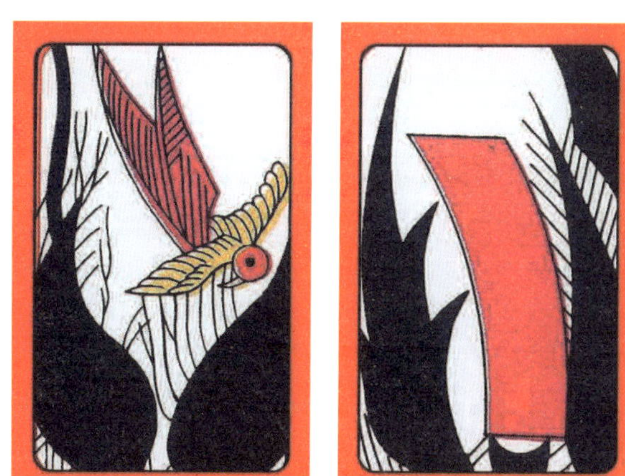

해 뜰 날

● 송대관

꿈을 안고 왔단다 내가 왔단다
슬픔도 괴로움도 모두 모두 비켜라
안 되는 일 없단다 노력하면은
쨍하고 해 뜰 날 돌아온단다
뛰고 뛰고 뛰는 몸이라 괴로웁지만
힘겨운 나의 인생 구름 걷히고
산뜻하게 맑은 날 돌아온단다
쨍하고 해 뜰 날 돌아온단다

1월 (정월) 솔(송학)

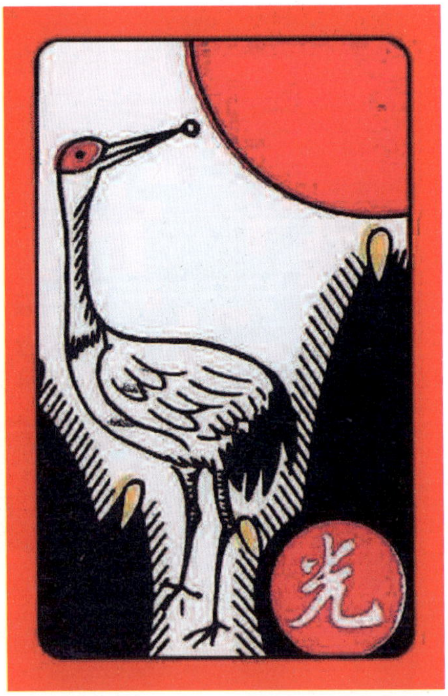

● 작사: 송대관　작곡: 신대성

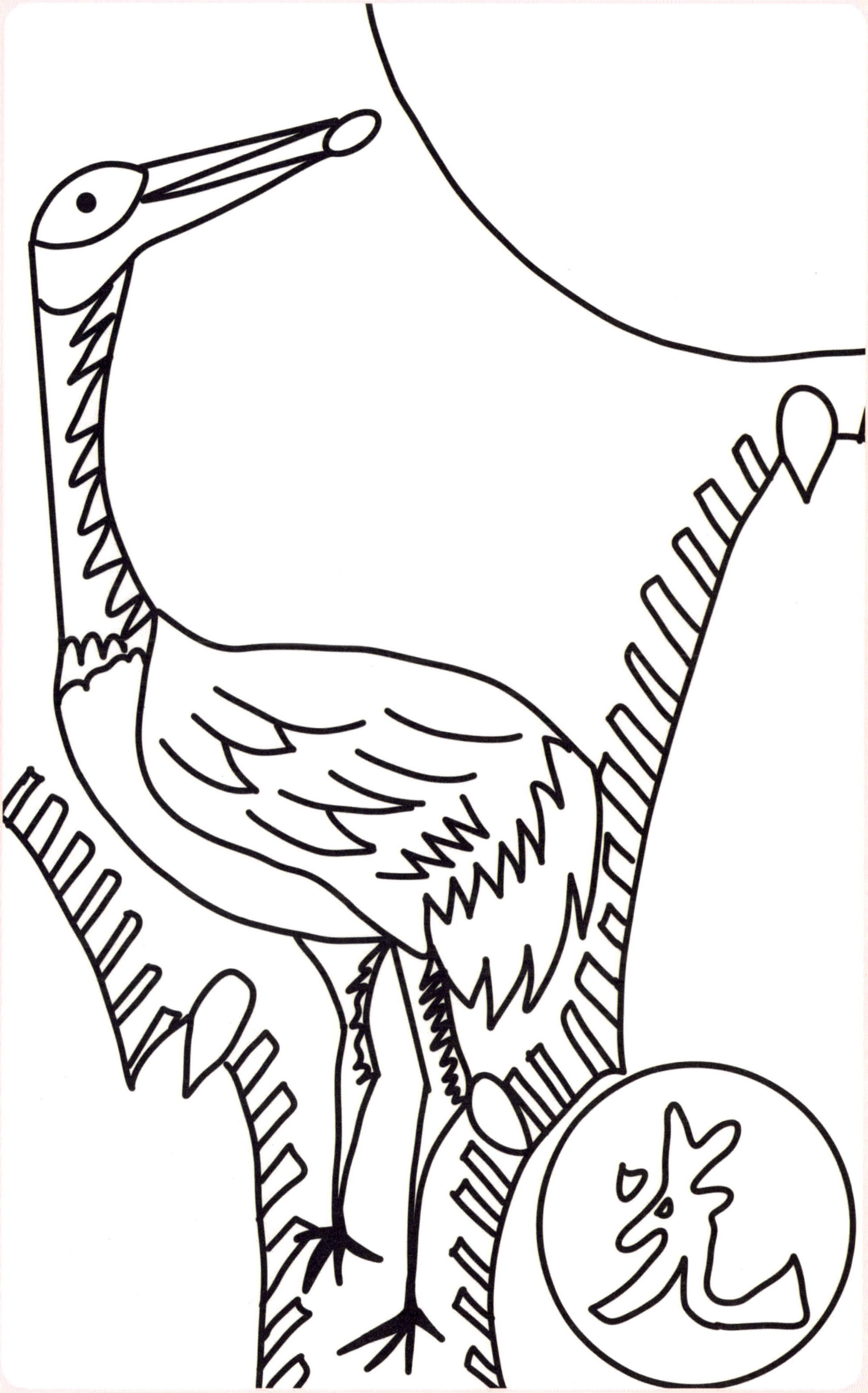

년 월 일

시계바늘 ● 신유

사는 게 뭐 별거있더냐
욕 안 먹고 살면 되는 거지
술 한 잔에 시름을 털고
너털웃음 한번 웃어보자 세상아
시계바늘처럼 돌고 돌다가
가는 길을 잃은 사람아
미련 따위 없는 거야
후회도 없는 거야
아 아 아
세상살이 뭐 다 그런 거지 뭐

1월 (정월) 솔(송학)

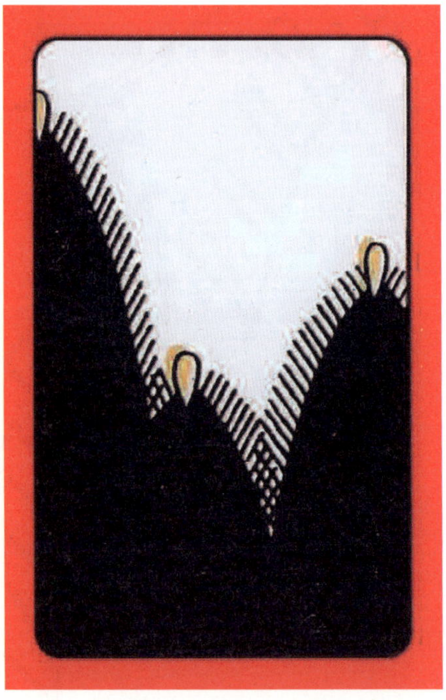

● 작사, 작곡: 신웅

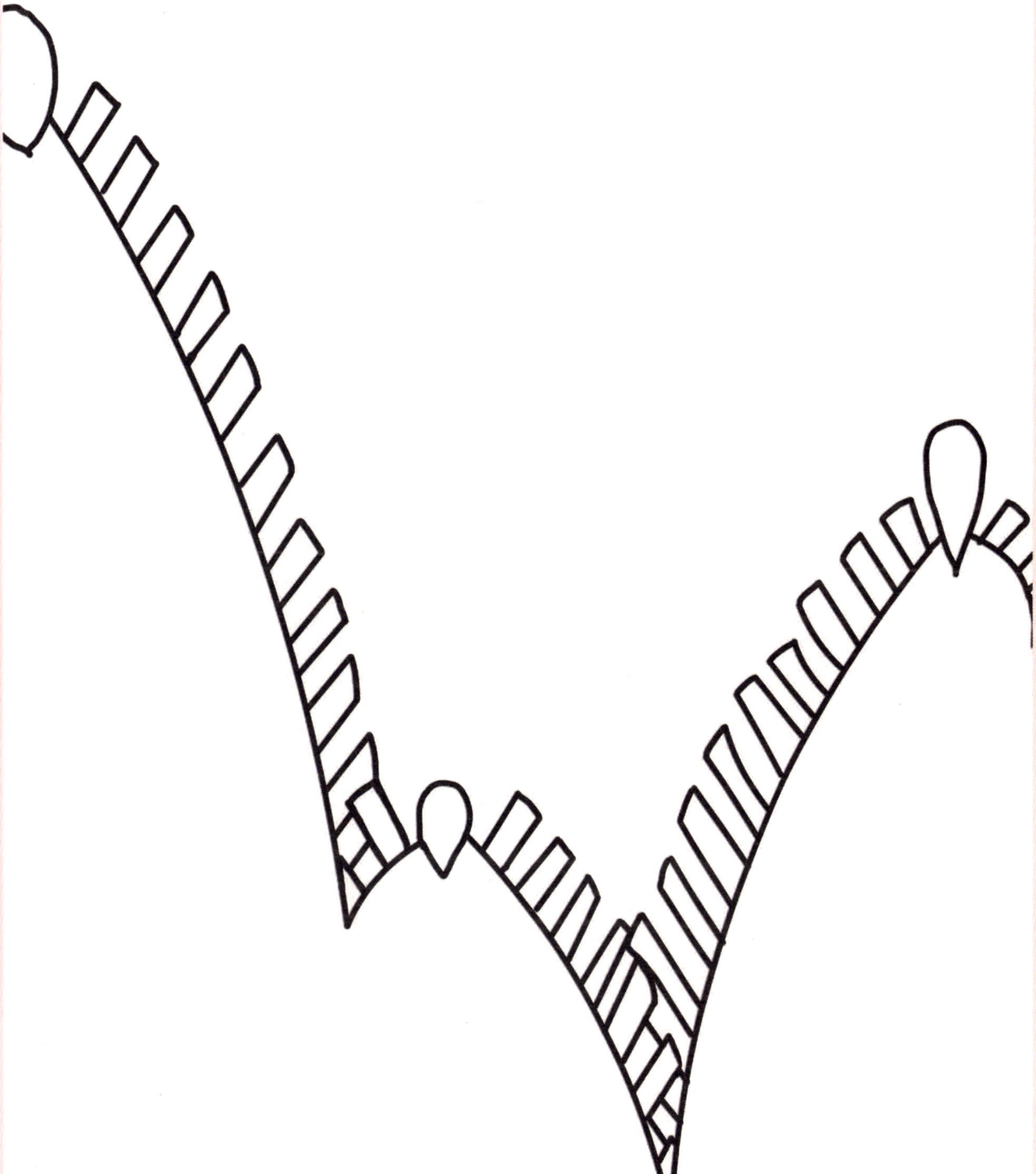

년 월 일

돌아와요 부산항에

● 조용필

꽃피는 동백섬에 봄이 왔건만
형제 떠난 부산항에 갈매기만 슬피 우네
오륙도 돌아가는 연락선 마다
목메어 불러 봐도 대답 없는 내 형제여
돌아와요 부산항에 그리운 내 형제여

가고파 목이 메어 부르던 이 거리는
그리워서 헤매이던 긴긴날의 꿈이었지
언제나 말이 없는 저 물결들도
부딪쳐 슬퍼하며 가는 길을 막았었지
돌아왔다 부산항에 그리운 내 형제여

2월 매화(매조)

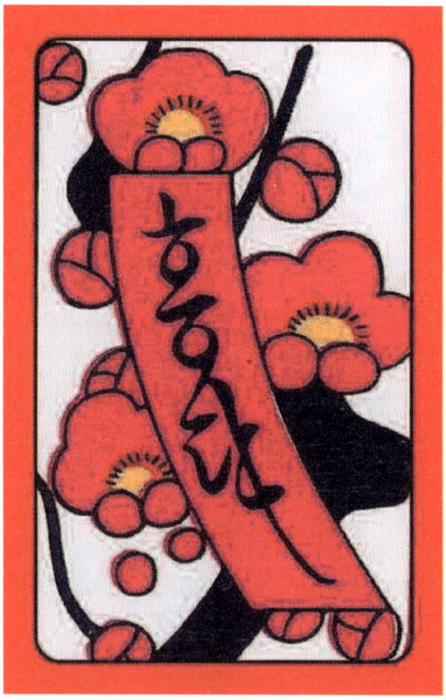

● 작사, 작곡: 황선우

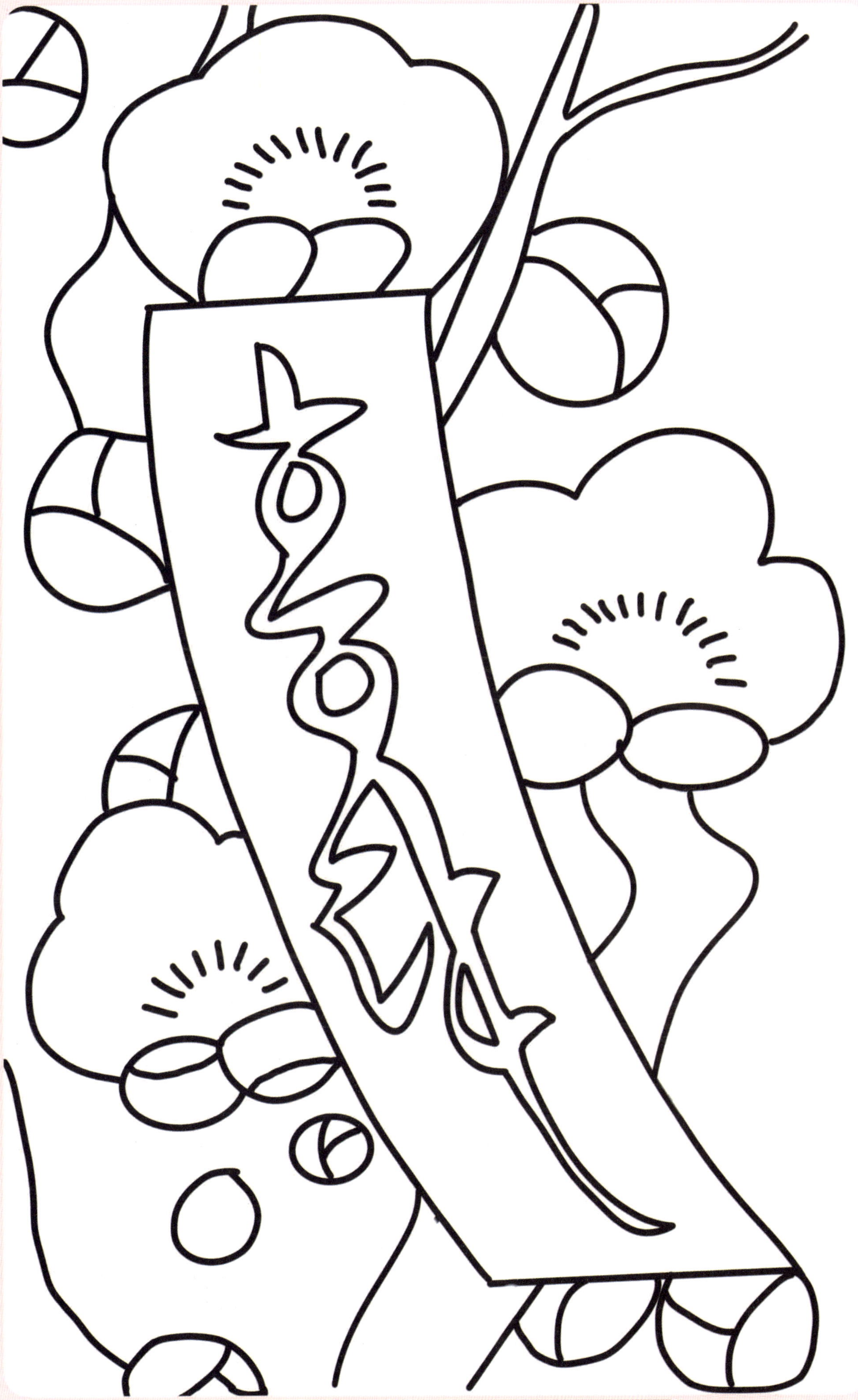

년 월 일

어머나

● 장윤정

어머나 어머나 이러지 마세요
여자의 마음은 갈대랍니다
안 돼요 왜 이래요 묻지 말아요
더 이상 내게 원하시면 안 돼요
오늘 처음 만난 당신이지만 내 사랑인 걸요
헤어지면 남이 되어 모른 척하겠지만
좋아해요 사랑해요 거짓말처럼 당신을 사랑해요
소설 속에 영화 속에 멋진 주인공은 아니지만
괜찮아요 말해봐요 당신 위해서라면 다 줄게요

2월 매화(매조)

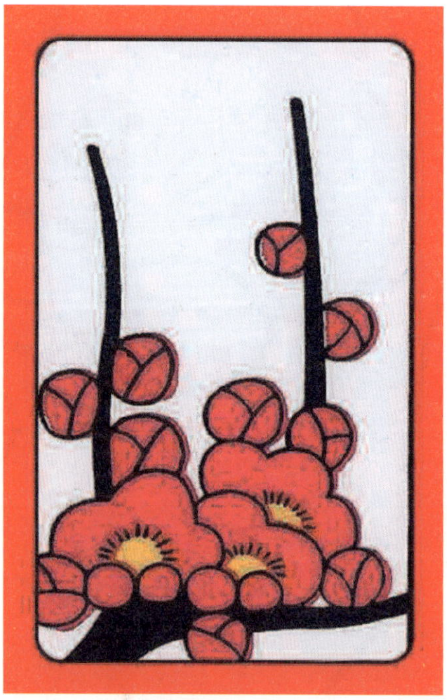

● 작사, 작곡: 윤명선

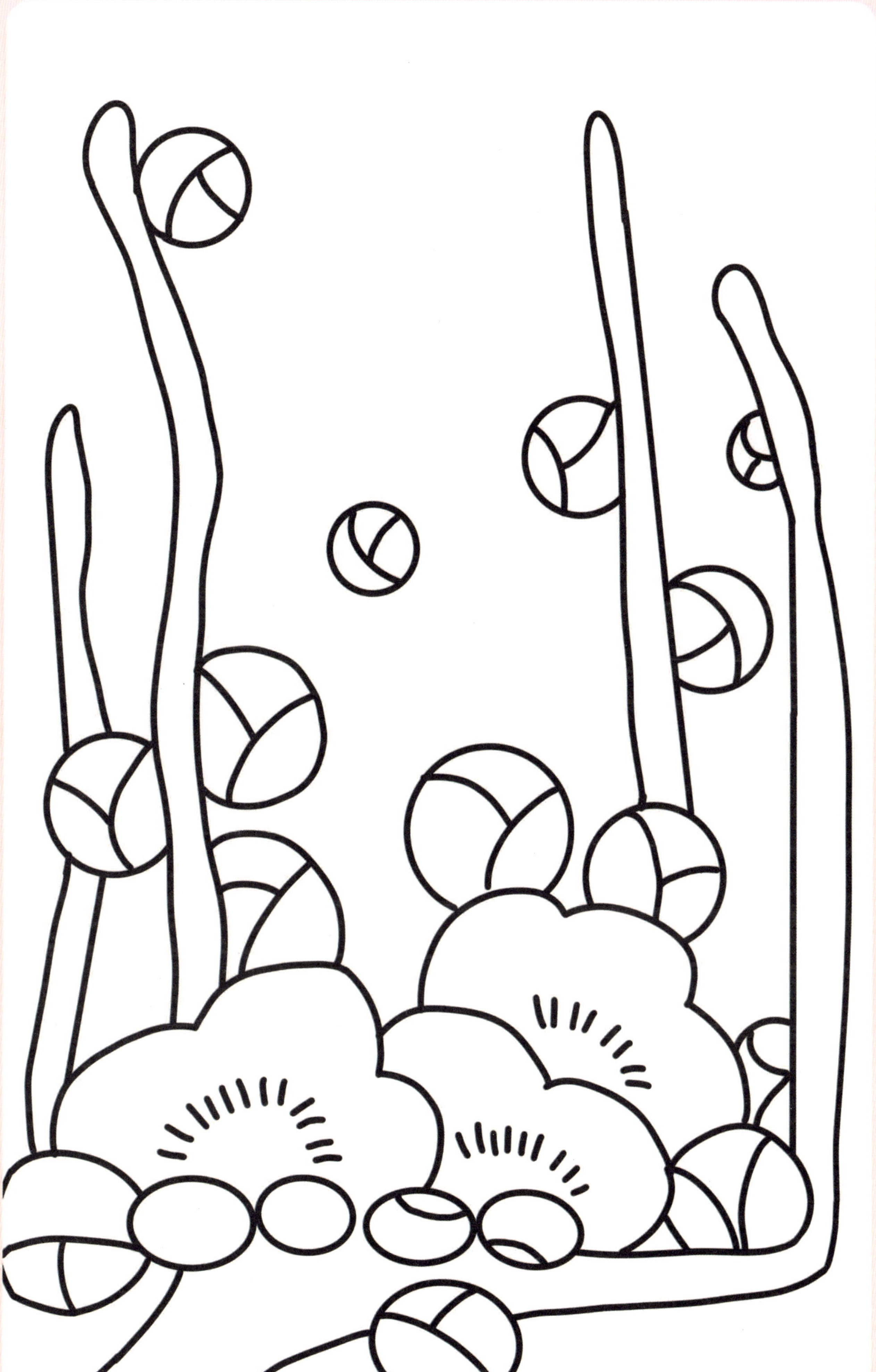

년 월 일

찔레꽃

백난아

찔레꽃 붉게피는 남쪽나라 내 고향
언덕위에 초가삼간 그립습니다
자주고름 입에 물고 눈물 흘리며
이별가를 불러주던 못잊을 사람아

달뜨는 저녁이면 노래하던 동창생
천리객창 북두성이 서럽습니다
작년 봄에 모여앉아 찍은 사진
하염없이 바라보니 즐거운 시절아

3월 벚꽃

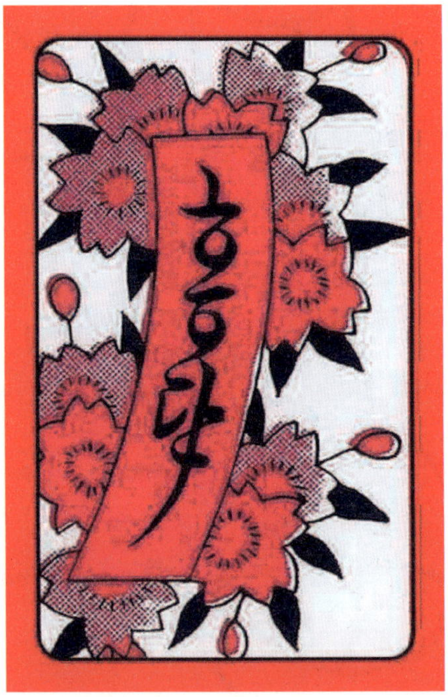

작사: 김영일 작곡: 김교성

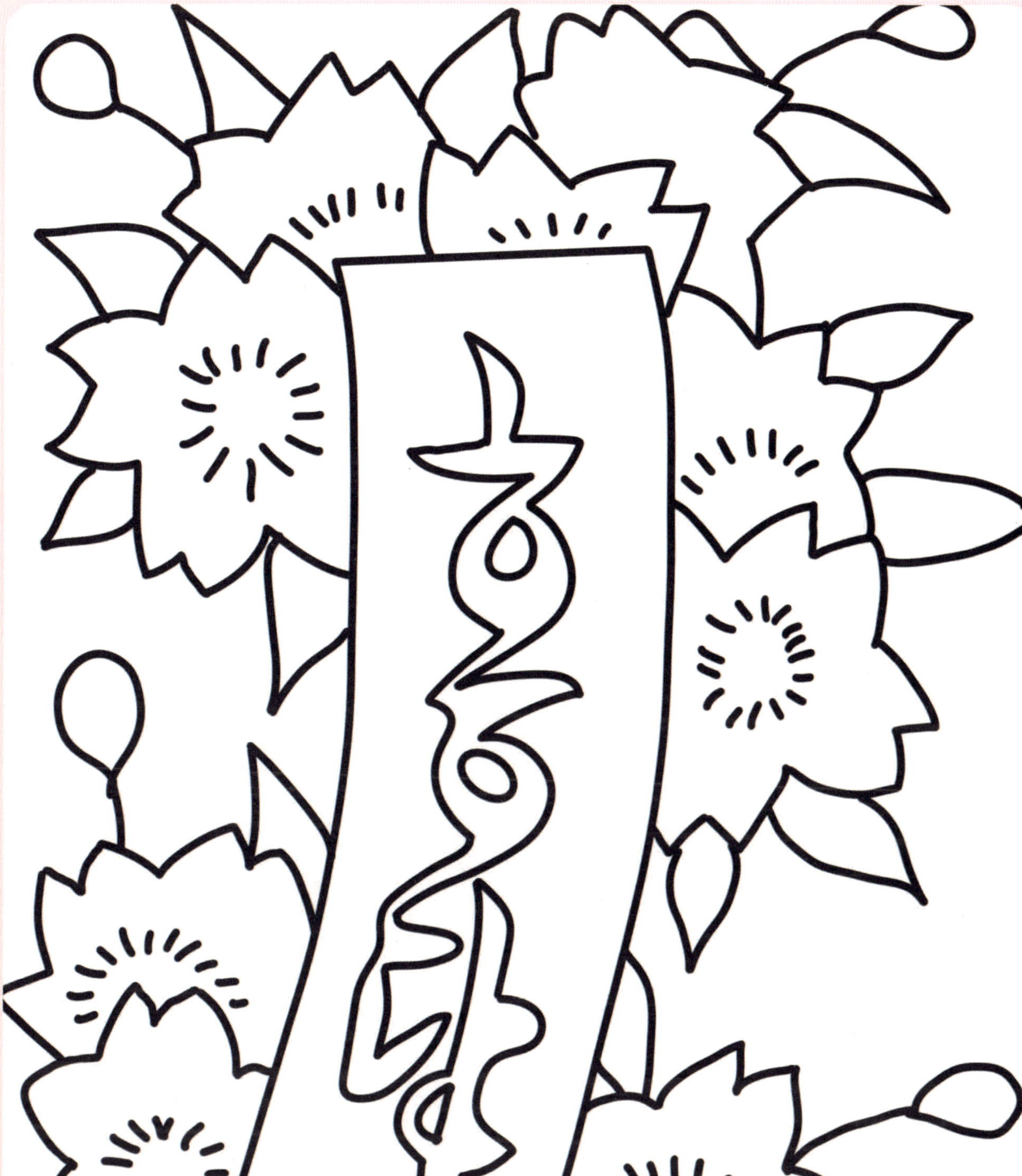

년 월 일

내 나이가 어때서

오승근

야 야 야 내 나이가 어때서
사랑에 나이가 있나요
마음은 하나요 느낌도 하나요
그대만이 정말 내 사랑인데
눈물이 나네요
내 나이가 어때서
사랑하기 딱 좋은 나인데
어느 날 우연히 거울 속에 비춰진
내 모습을 바라보면서
세월아 비켜라
내 나이가 어때서
사랑하기 딱 좋은 나인데

3월 벚꽃

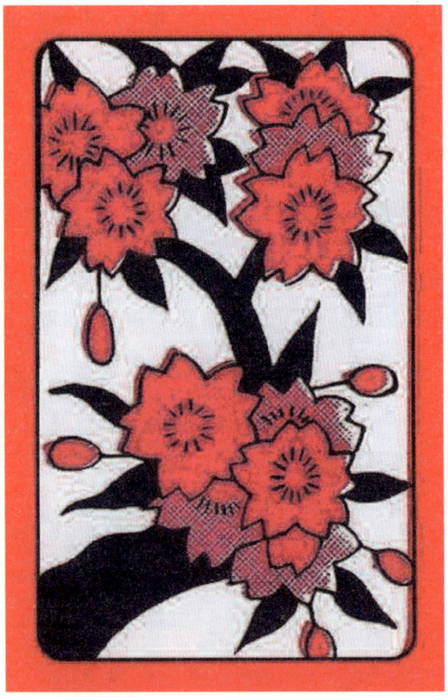

작사: 박무부 작곡: 정기수

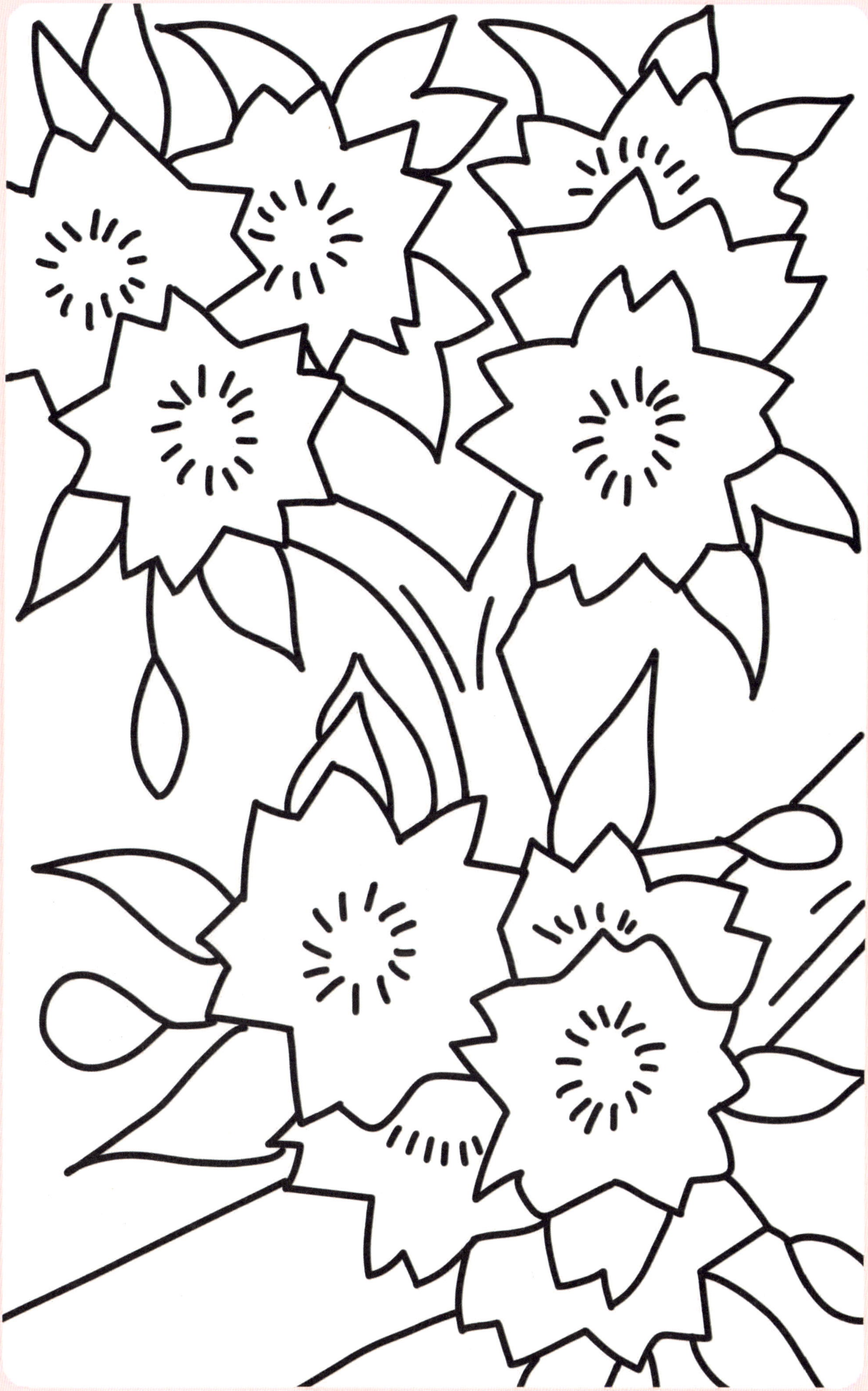

년 월 일

아씨

이미자

옛날에 이길은 꽃가마타고
말탄님 따라서 시집 가던 길
여기던가 저기던가
복사꽃 곱게 피어있던 길
한세상 다하여 돌아가는 길
저무는 하늘가에 노을이 섧구나

옛날에 이길은 새색시적에
서방님 따라서 나들이 가던 길
어디선가 저만치서
뻐꾹새 구슬피 울어대던 길
한세상 다하여 돌아가는 길
저무는 하늘가에 노을이 섧구나

작사: 임희재 작곡: 백영호

4월 흑싸리(등나무)

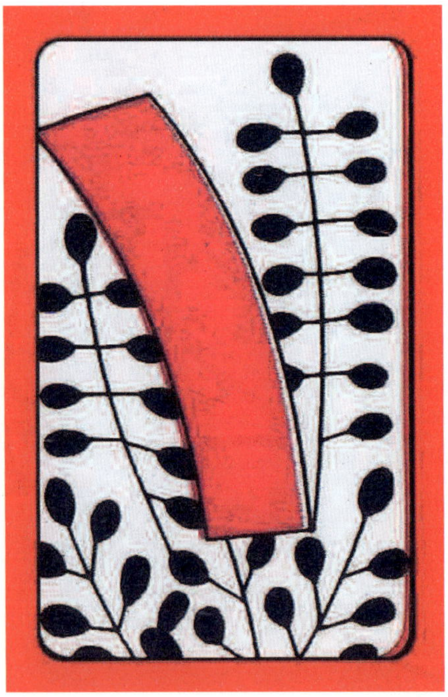

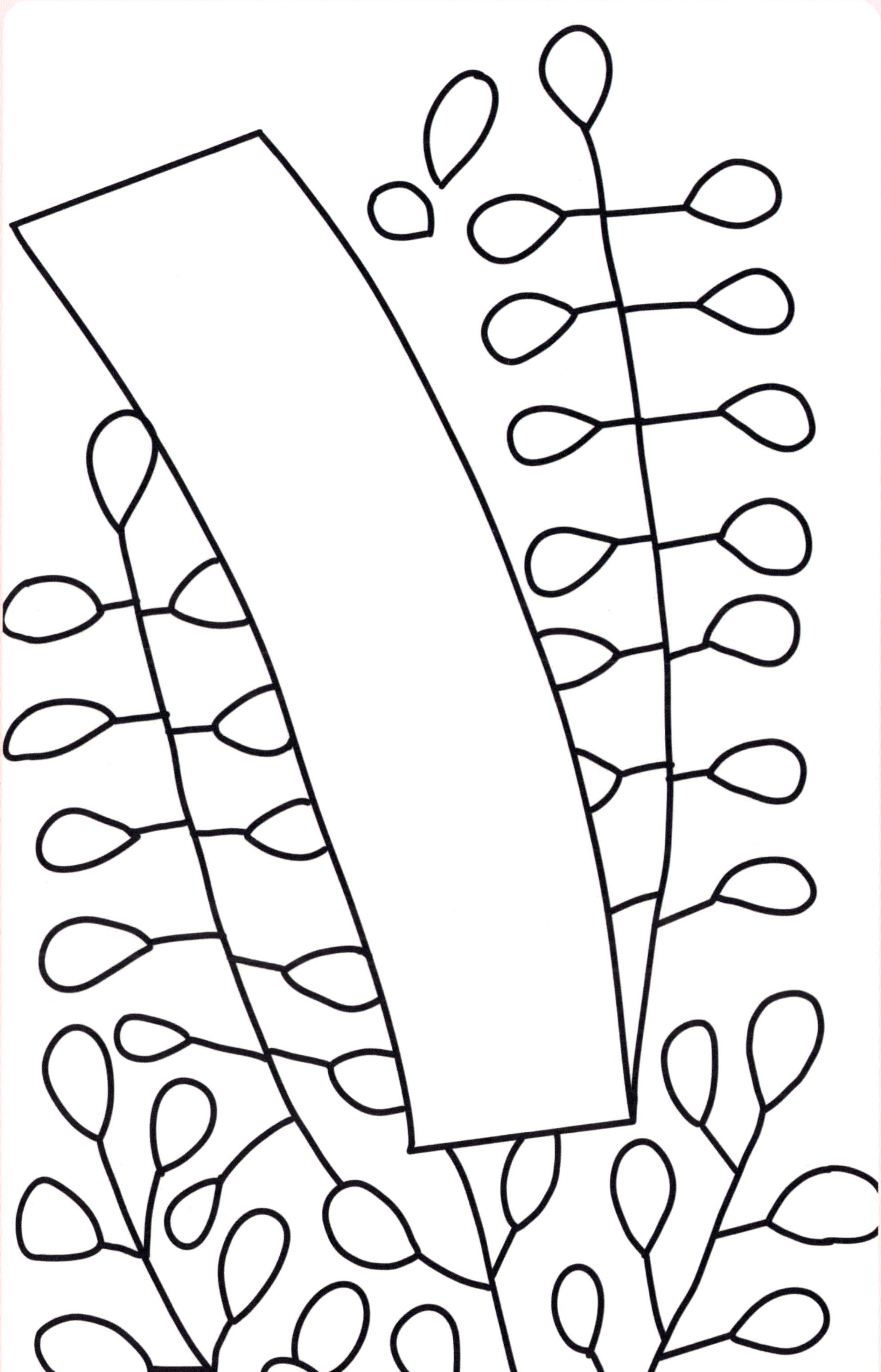

년 월 일

천년바위 ● 박정식

동녘 저편에 먼동이 트면
철새처럼 떠나리라
세상 어딘가 마음 줄 곳을
집시되어 찾으리라
생은 무엇인가요
삶은 무엇인가요
부질없는 욕심으로
살아야만 하나

이제는 아무것도 그리워 말자
생각을 하지 말자
세월이 오가는 길목에 서서
천 년 바위 되리라
천 년 바위 되리라
천 년 바위 되리라

4월 흑싸리(등나무)

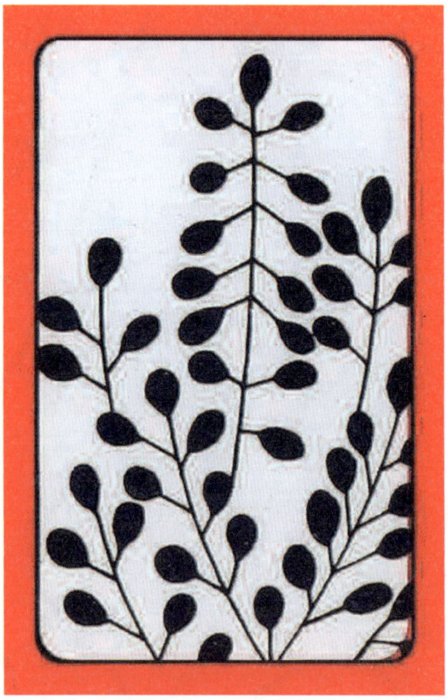

● 작사: 장경수 작곡: 장욱조

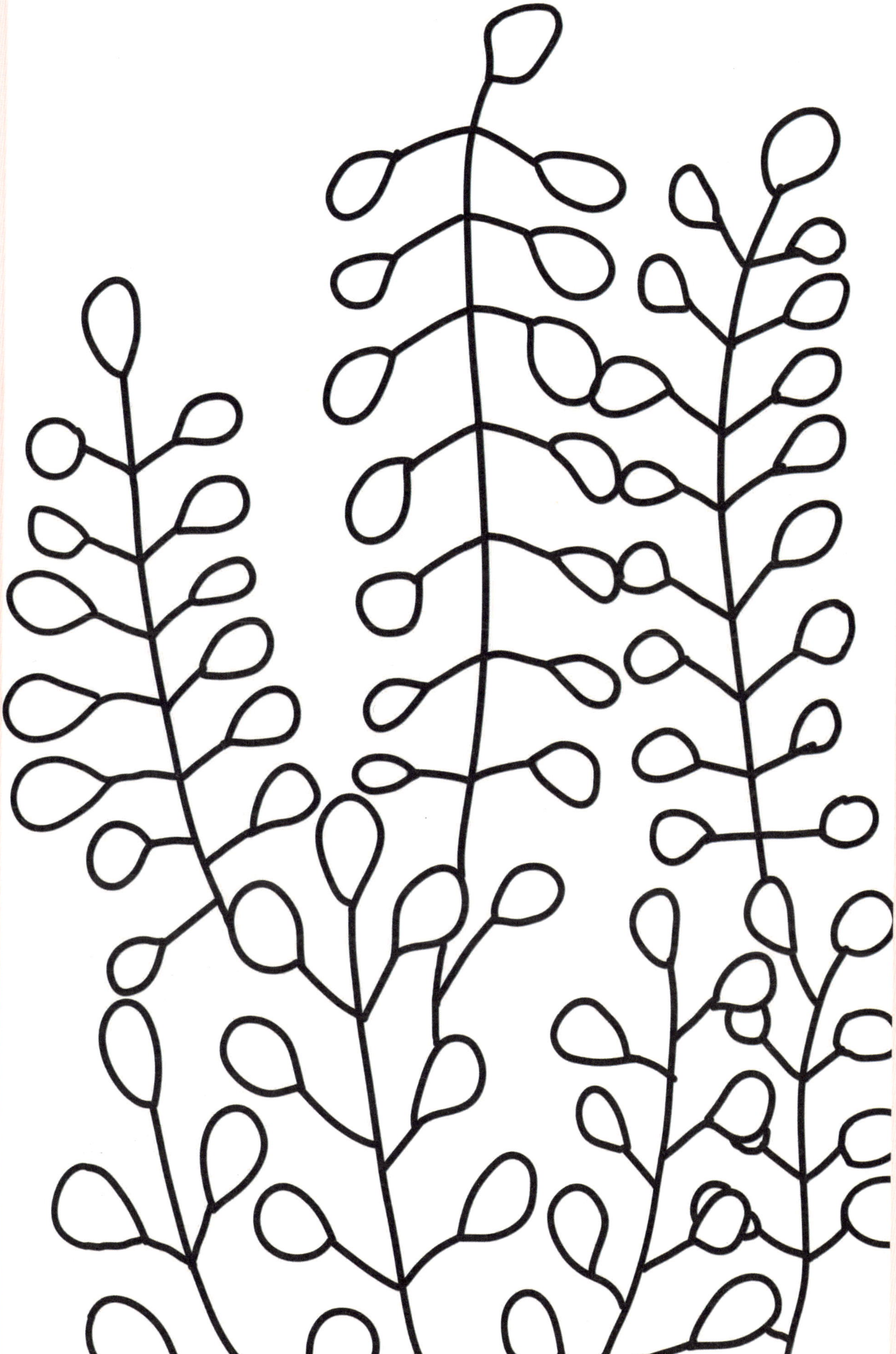

년 월 일

소양강 처녀

김태희

해 저문 소양강에
황혼이 지면
외로운 갈대밭에
슬피우는 두견새야
열여덟 딸기같은
어린 내순정
너마저 몰라주면
나는나는 어쩌나
아아 그리워서 애만 태우는
소양강 처녀

작사: 반야월 작곡: 이호

5월 꽃창포

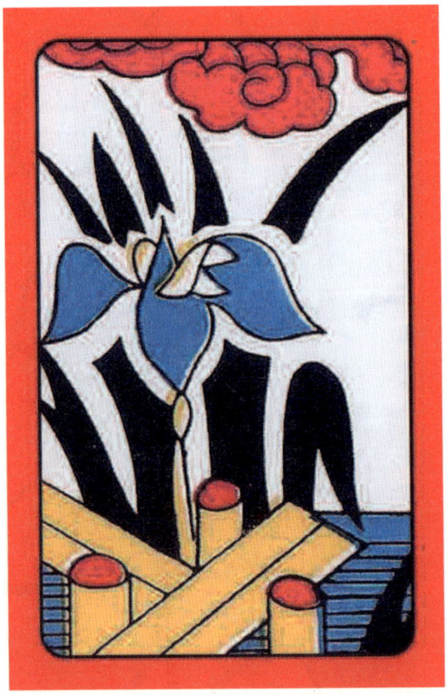

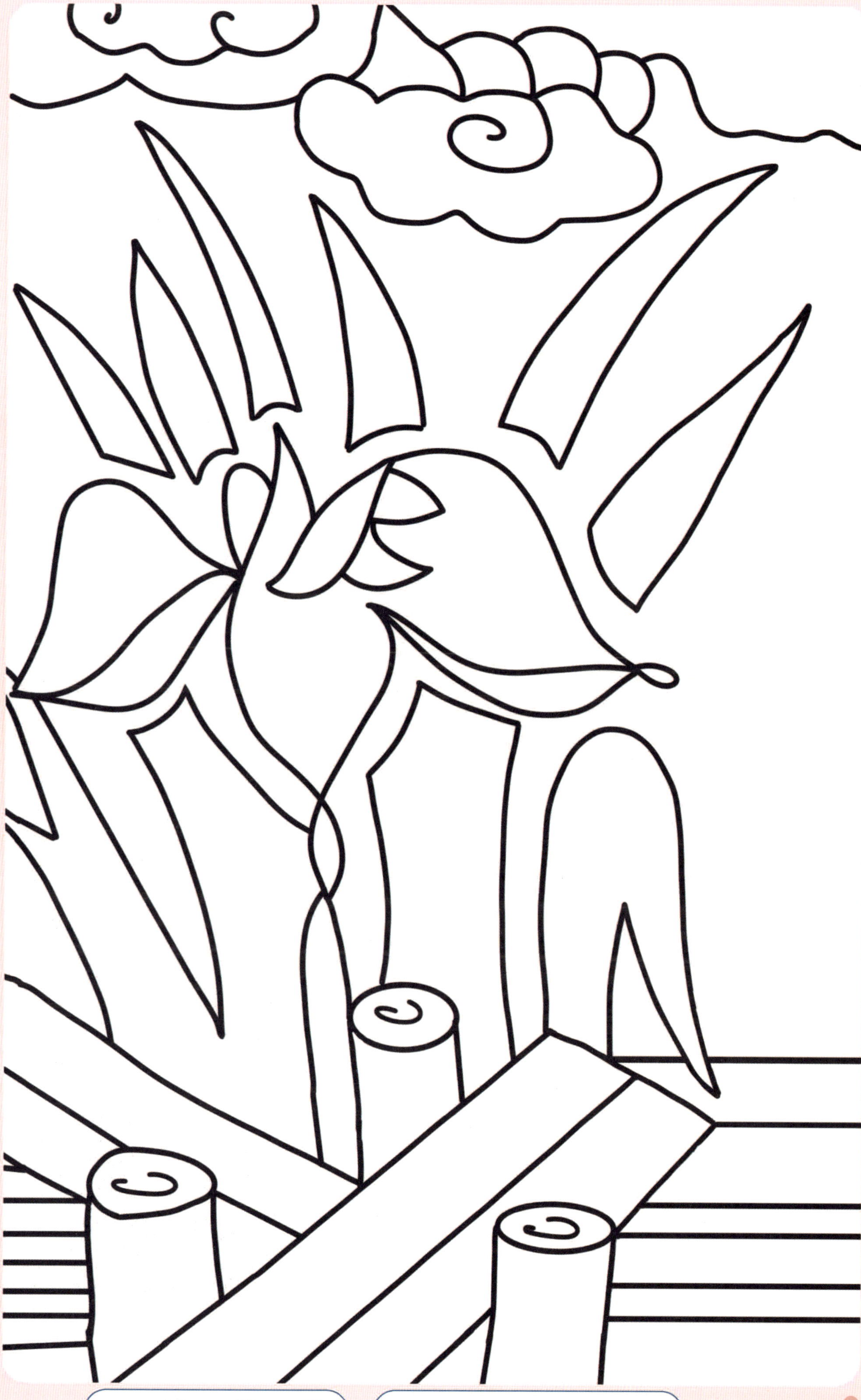

년 월 일

뿐이고 ● 박구윤

내 사랑은 당신뿐이다
여기에 있어도 당신뿐이고
저기에 있어도 당신뿐이고
이 넓은 세상 어느 곳에 있어도
내 사랑은 당신뿐이다
힘든 날은 두 어깨를 기대고 가고
좋은 날은 마주 보고 가고
비바람 불면 당신 두 손을
내가 내가 붙잡고 가고
돈 없어도 당신뿐이고
돈 많아도 당신뿐이고
이 넓은 세상 어느 곳에 있어도
내 사랑은 당신뿐이다

뿐이고 뿐이고 뿐이고
당신뿐이다

● 작사: 온누리 작곡: 박현진

5월 꽃창포

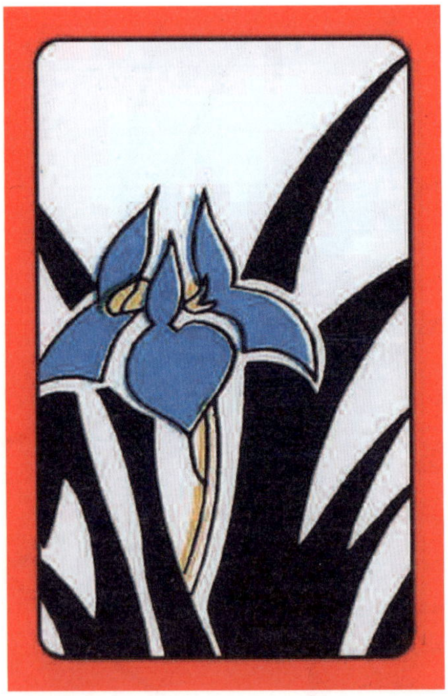

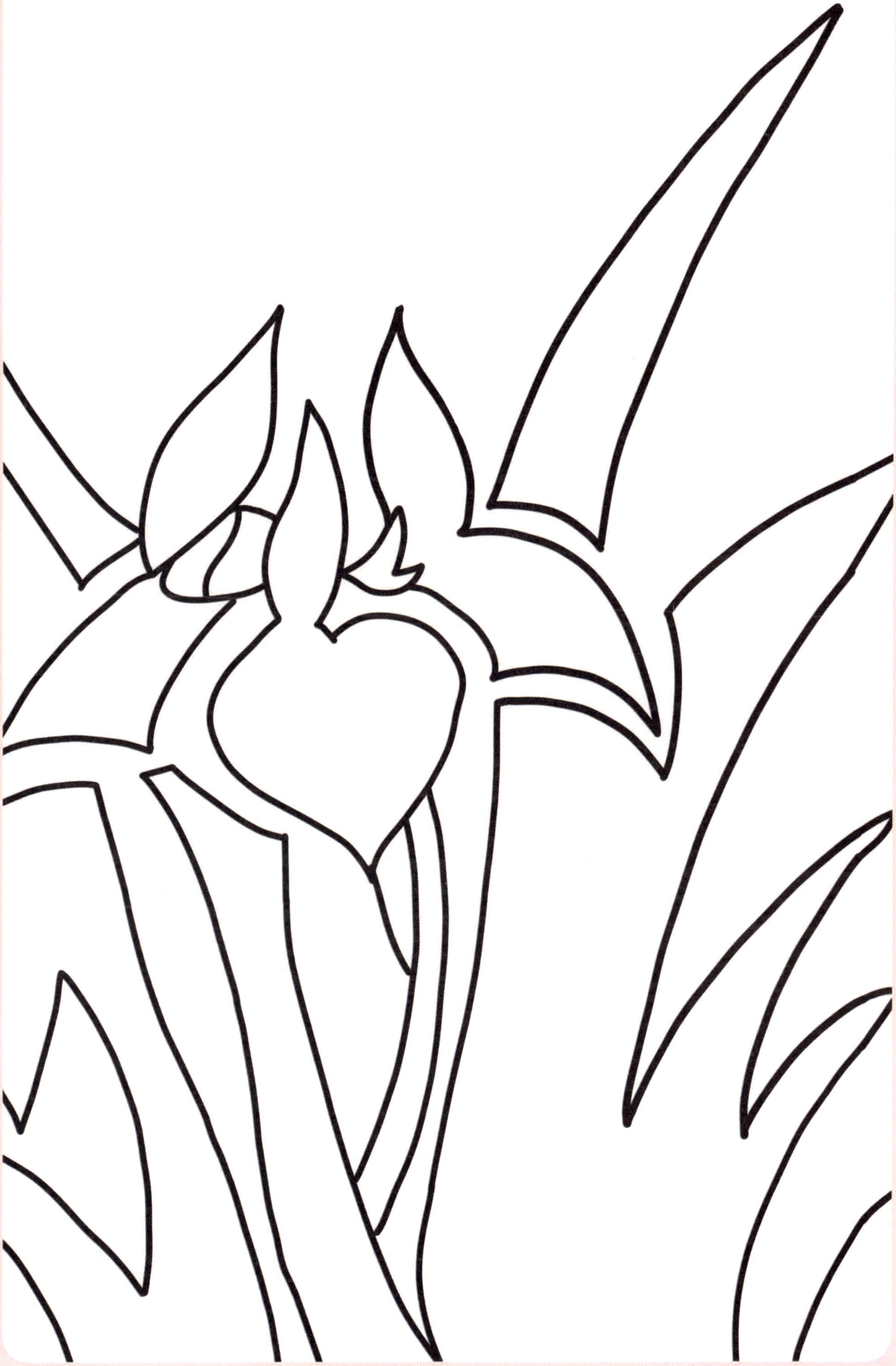

년 월 일

칠갑산 ● 주병선

콩밭 메는 아낙네야
베적삼이 흠뻑 젖는다
무슨 설움 그리 많아
포기마다 눈물 심누나
홀어머니 두고 시집가던 날
칠갑산 산마루에
울어주던 산새 소리만
어린 가슴속을 태웠소

홀어머니 두고 시집가던 날
칠갑산 산마루에
울어주던 산새 소리만
어린 가슴속을 태웠소

● 작사, 작곡: 조운파

6월 목단(모란)

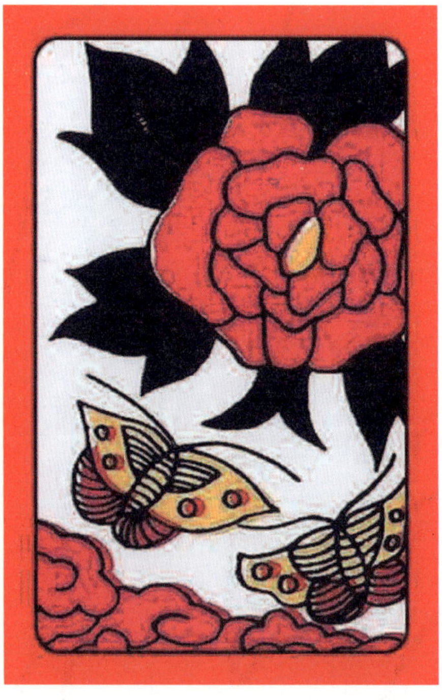

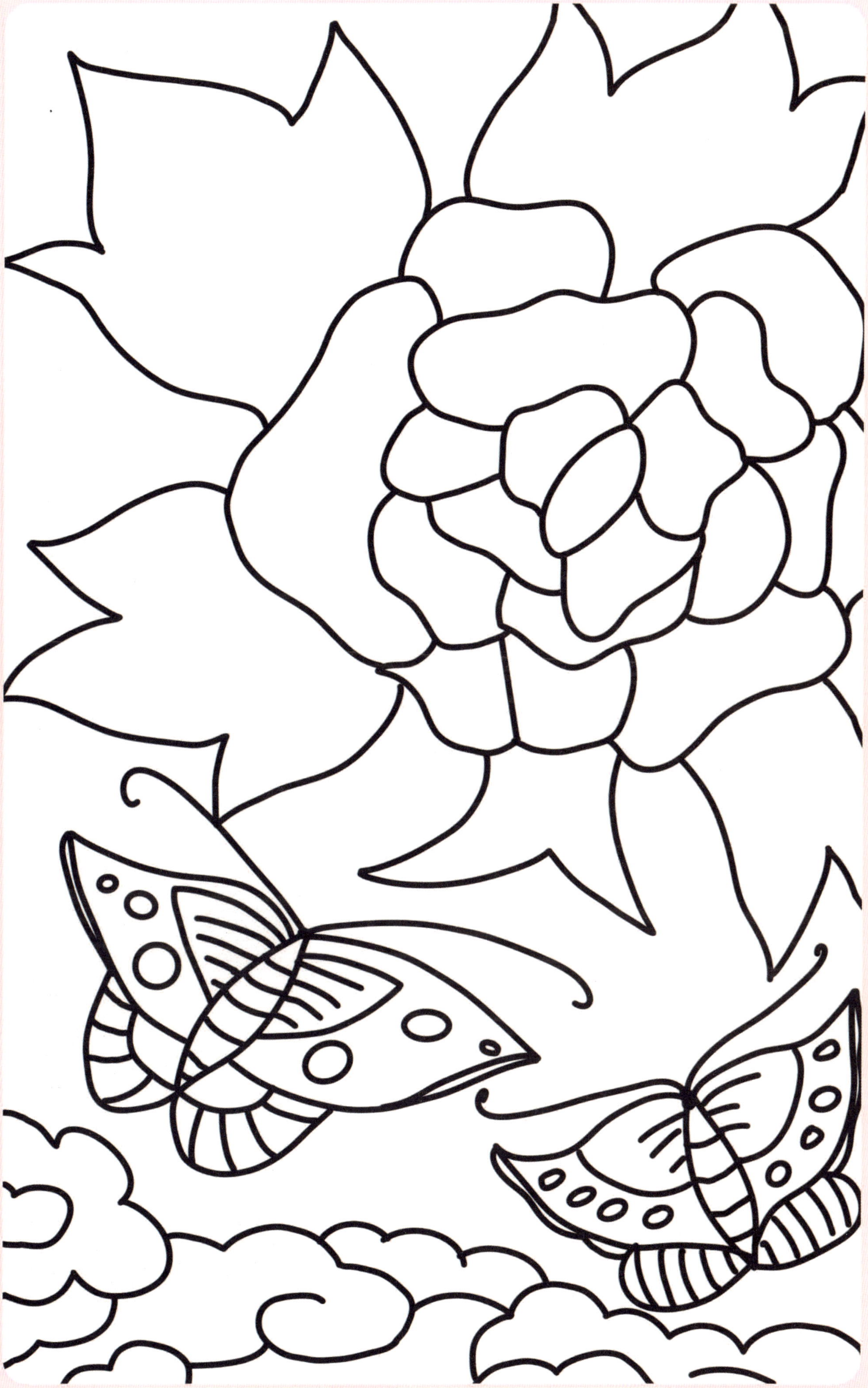

년 월 일

섬마을 선생님 ● 이미자

해당화 피고 지는 섬마을에
철새 따라 찾아온
총각 선생님
열아홉 살 섬 색시가 순정을 바쳐
사랑한 그 이름은
총각 선생님
서울엘랑 가지를 마오
가지를 마오

6월 목단(모란)

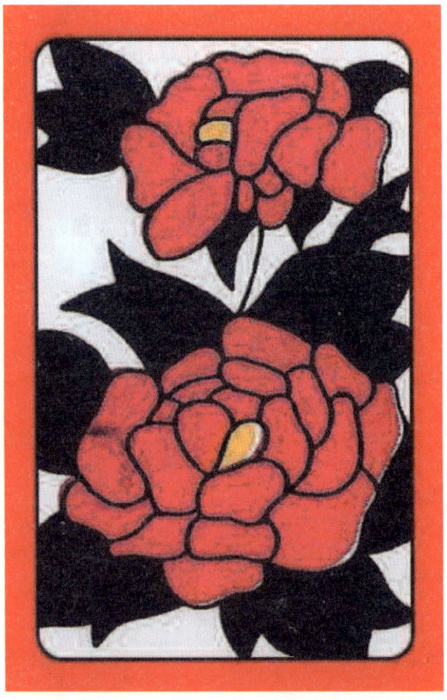

● 작사: 이경재 작곡: 박춘석

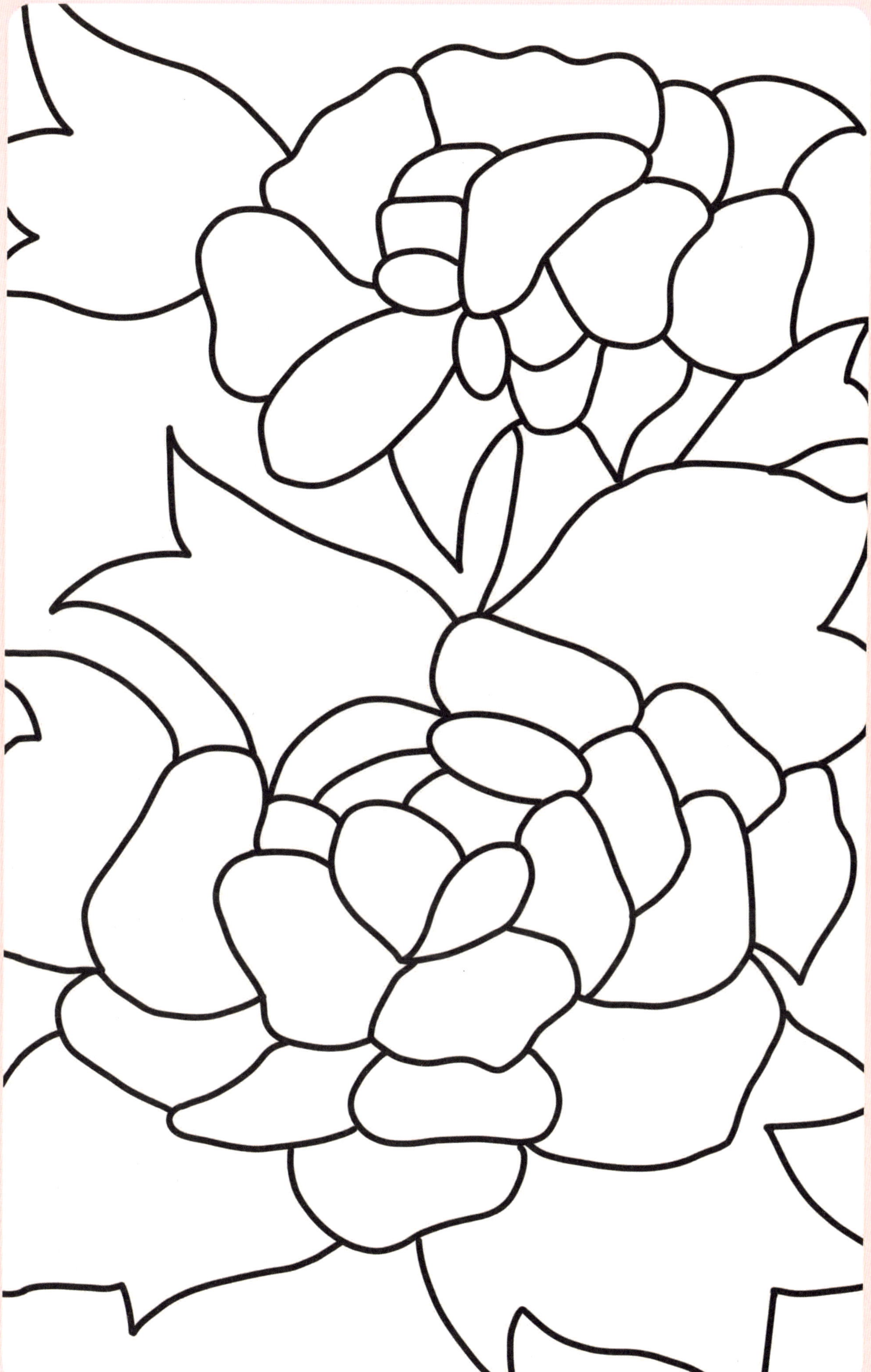

년 월 일

누이 ● 설운도

언제나 내겐 오랜 친구 같은
사랑스런 누이가 있어요
보면 볼수록 매력이 넘치는
내가 제일 좋아하던 누이
마음이 외로워 하소연 할 때도
사랑으로 내게 다가와
예쁜 미소로 예쁜 마음으로
내 마음을 달래주던 누이
나의 가슴에 그대 향한 마음은
언제나 사랑하고 있어요

7월 홍싸리

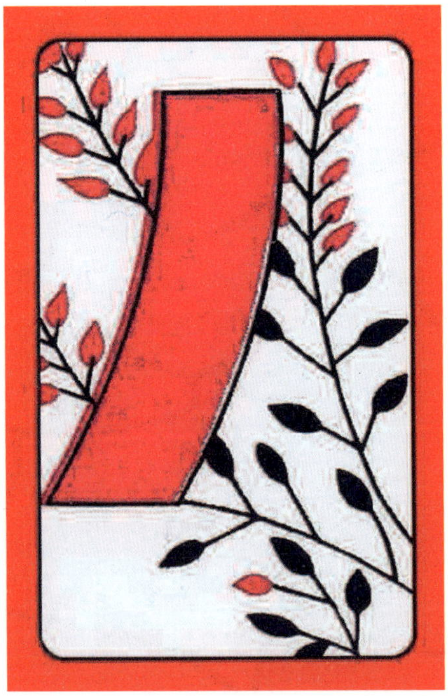

● 작사: 이수진 작곡: 설운도

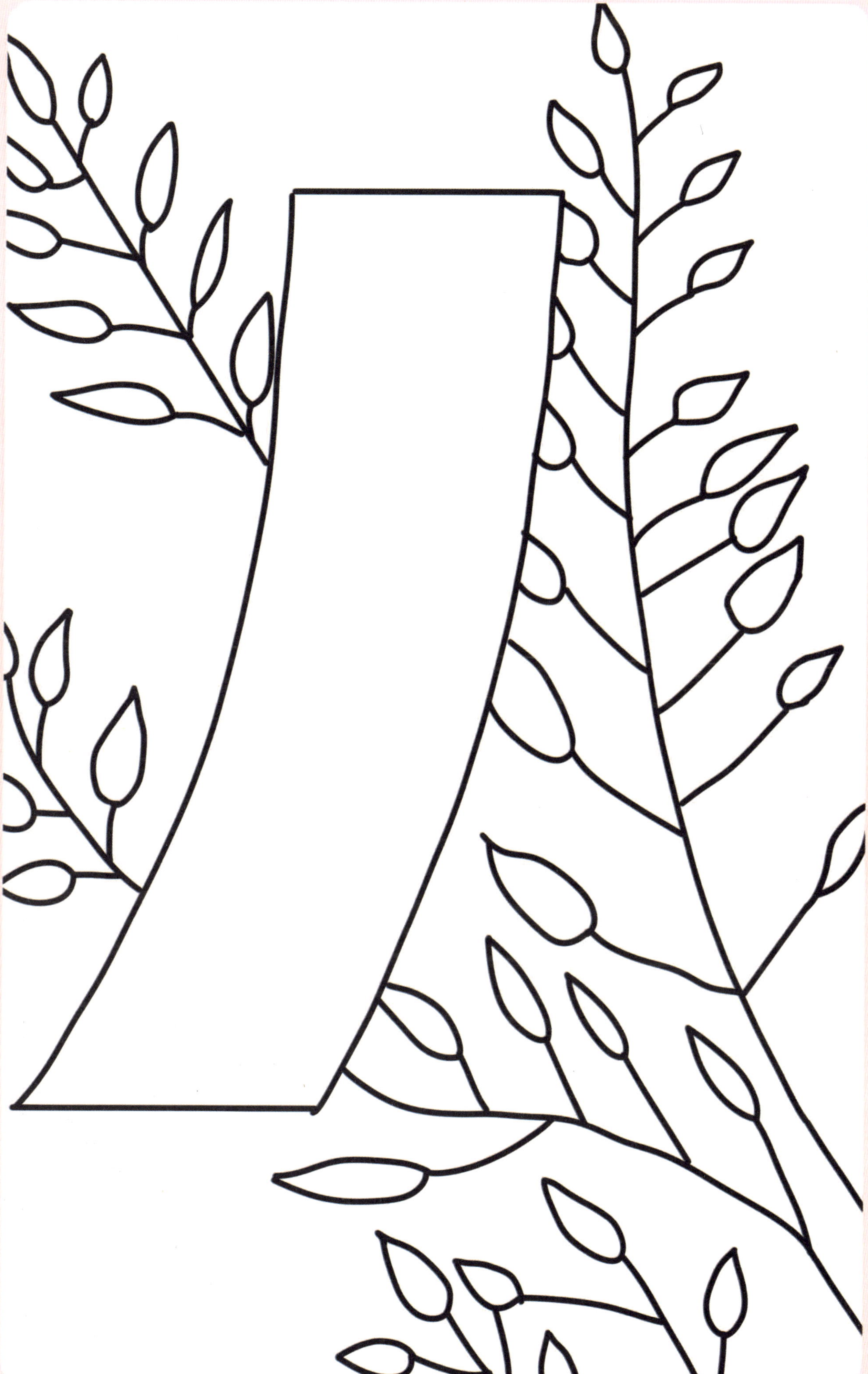

년 월 일

세월 베고 길게 누운 구름 한 조각 ● 나훈아

늙은 산 노을 업고 힘들어 하네
벌겋게 힘들어 하네
세월 베고 길게 누운 구름 한 조각
하얀 구름 한 조각
여보게 우리 쉬었다 가세
남은 잔을 비우고 가세
가면 어때 저 세월
가면 어때 이 청춘
저녁걸린 뒷마당에 쉬었다 가세
여보게 쉬었다 가세

가면 어때 저 세월
가면 어때 이 청춘
저녁걸린 뒷마당에 쉬었다 가세
여보게 쉬었다 가세
여보게 쉬었다 가세
여보게 쉬었다 가세

7월 홍싸리

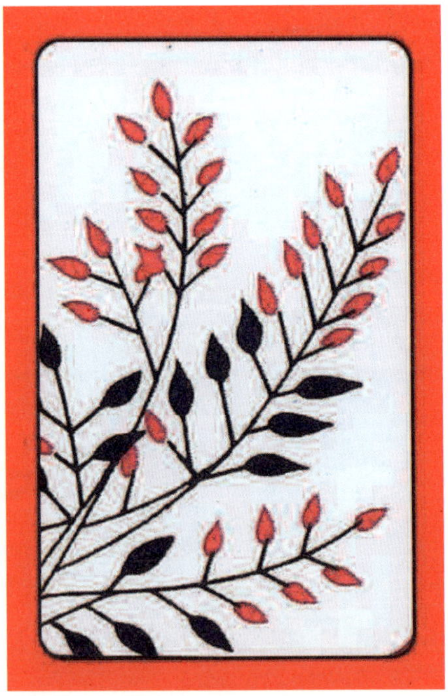

● 작사, 작곡: 나훈아

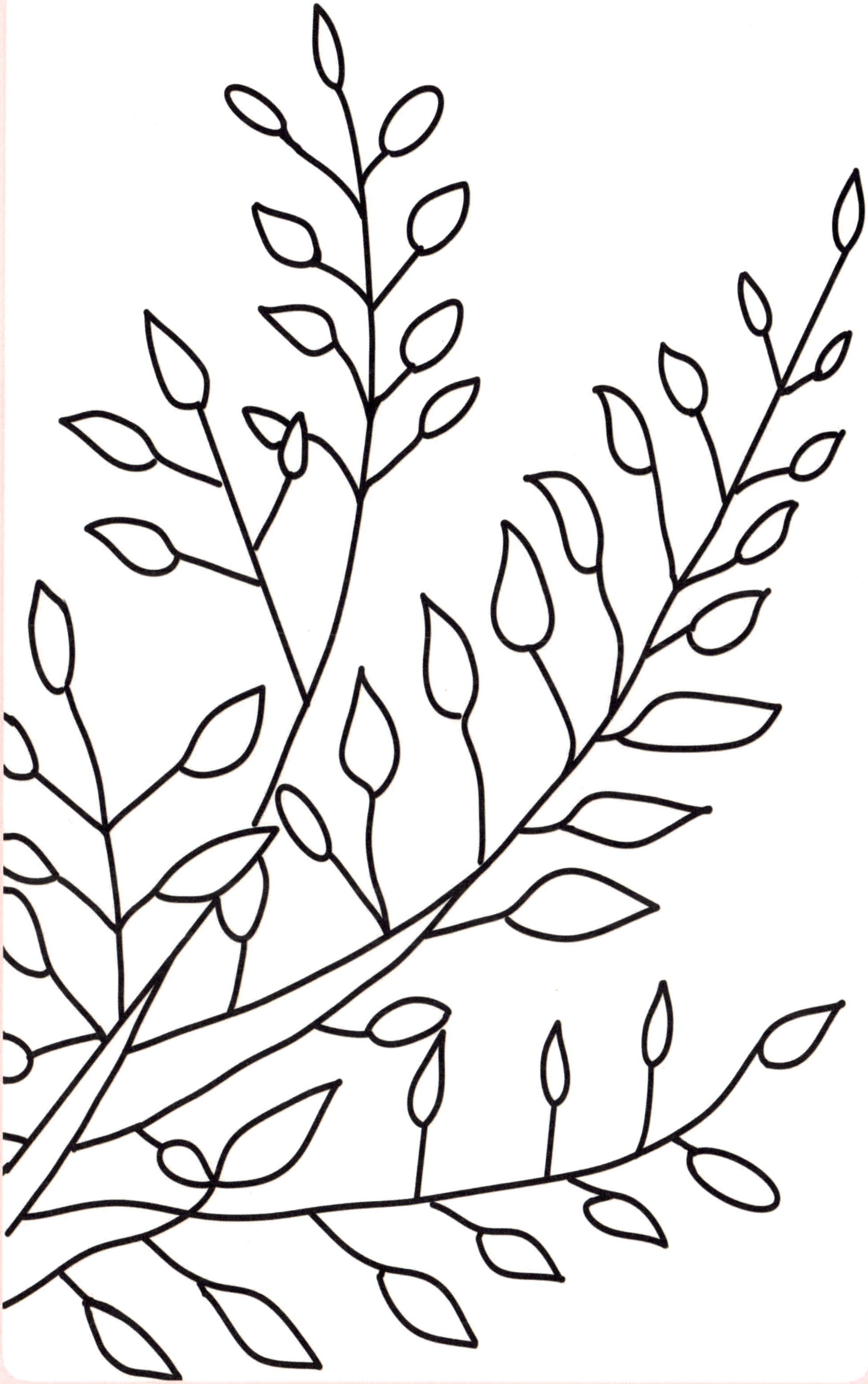

년 월 일

달 타령 ● 김부자

달아 달아 밝은 달아 이태백이 놀던 달아
정월에 뜨는 저 달은 새 희망을 주는 달
이월에 뜨는 저 달은 동동주를 먹는 달
삼월에 뜨는 달은 처녀가슴을 태우는 달
사월에 뜨는 달은 석가모니 탄생한 날

달아 달아 밝은 달아 이태백이 놀던 달아
오월에 뜨는 저 달은 단오 그네 뛰는 달
유월에 뜨는 저 달은 유두밀떡 먹는 달
칠월에 뜨는 달은 견우직녀가 만나는 달
팔월에 뜨는 달은 강강술래 뛰는 달

달아 달아 밝은 달아 이태백이 놀던 달아
구월에 뜨는 저 달은 풍년가를 부르는 달
시월에 뜨는 저 달은 문풍지를 바르는 달
십일월에 뜨는 달은 동지팥죽을 먹는 달
십이월에 뜨는 달은 님 그리워 뜨는 달

님 그리워 뜨는 달
님 그리워 뜨는 달

● 작사: 신선지 작곡: 오영원

8월 공산명월

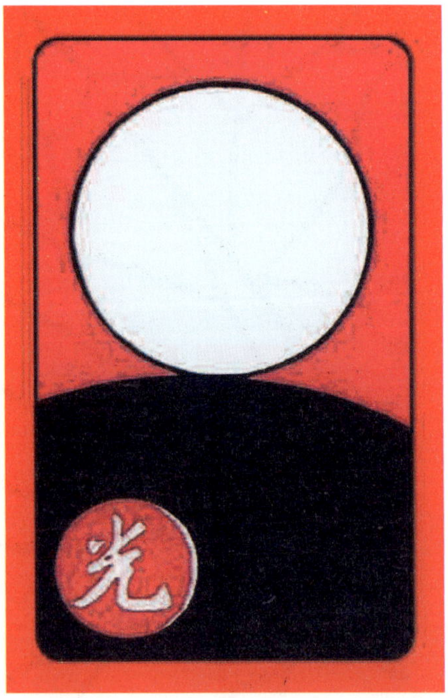

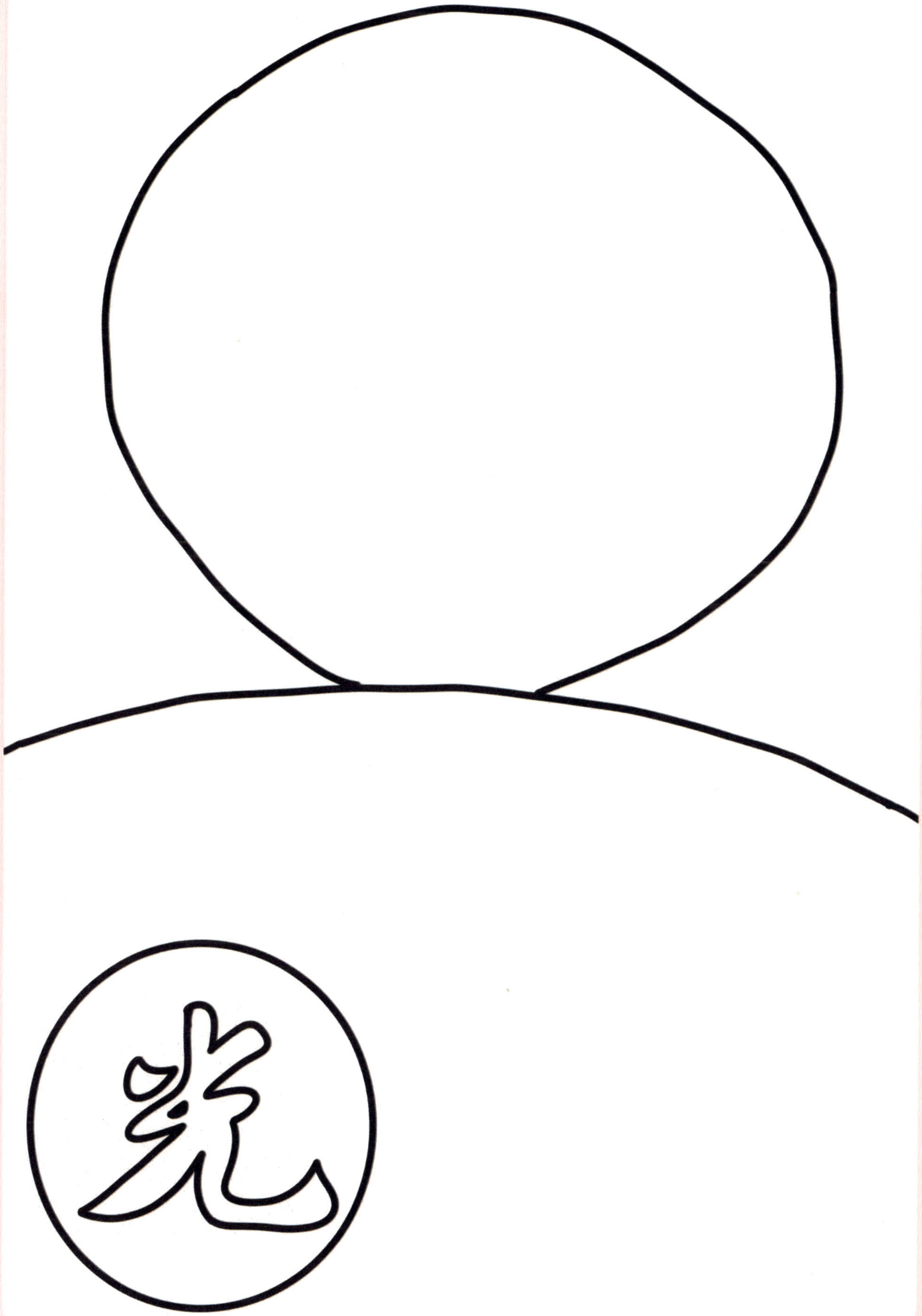
光

야간열차 ● 박진도

짠짜자자자 짠짠 어둠을 뚫고
야간열차야 가자
지금껏 살아온 모든 것 버리고
너에게 몸을 실었다
스쳐가는 불빛따라 지난 날들이
하나 둘 떠오르면 내 슬픈 눈물모아 던져버린다
길게 누운 철길위로

짠짜자자자 짠짠 어둠을 뚫고
야간열차야 가자
내 야망 싣고 내일을 향해
가자 가자 가자 야간열차야

가자 가자 가자 야간열차야
가자 가자 가자 야간열차야

8월 공산명월

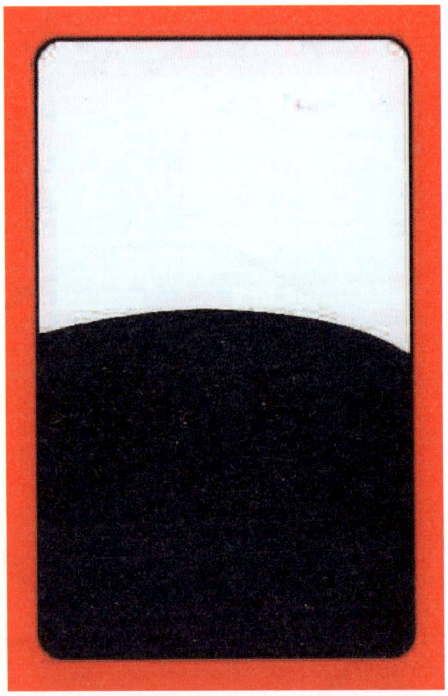

● 작사: 곽남배 작곡: 박현진

년 월 일

고향역 ● 나훈아

코스모스 피어 있는 정든 고향역
이쁜이 곱쁜이 모두 나와 반겨 주겠지
달려라 고향열차 설레는 가슴안고
눈 감아도 떠오르는
그리운 나의 고향역

코스모스 반겨주는 정든 고향역
다정히 손잡고 고갯마루 넘어서 갈때
흰머리 날리면서 달려온 어머님을
얼싸 안고 바라보았네
멀어진 나의 고향역

9월 국화

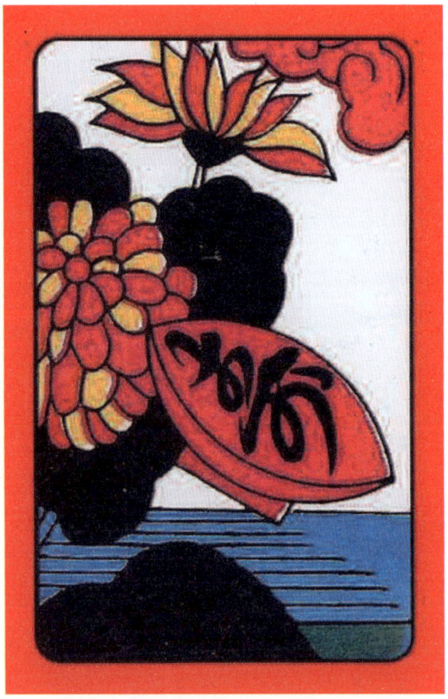

● 작사, 작곡: 임종수

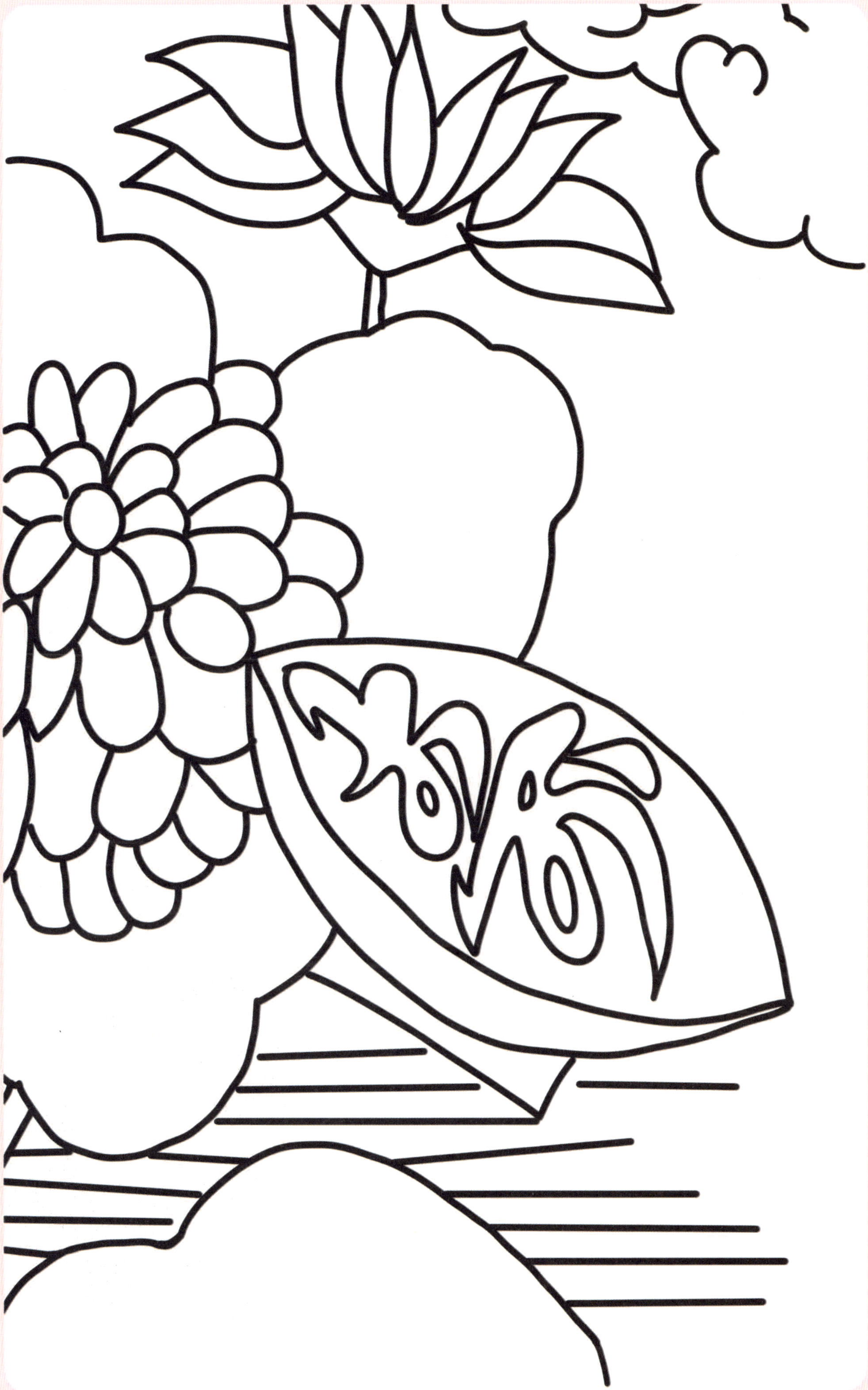

년 월 일

막걸리 한잔 ● 강진

온 동네 소문났던 천덕꾸러기 막내아들 장가가던 날
앓던 이가 빠졌다며 덩실더덩실 춤을 추던 우리 아버지
아버지 우리 아들 많이 컸지요
인물은 그래도 내가 낫지요
고사리손으로 따라주는 막걸리 한잔 아버지 생각나네
황소처럼 일만 하셔도 살림살이는 마냥 그 자리
우리 엄마 고생시키는 아버지 원망했어요
아빠처럼 살긴 싫다며 가슴에 대못을 박던
못난 아들을 달래주시며
따라주던 막걸리 한잔
따라주던 막걸리 한잔

9월 국화

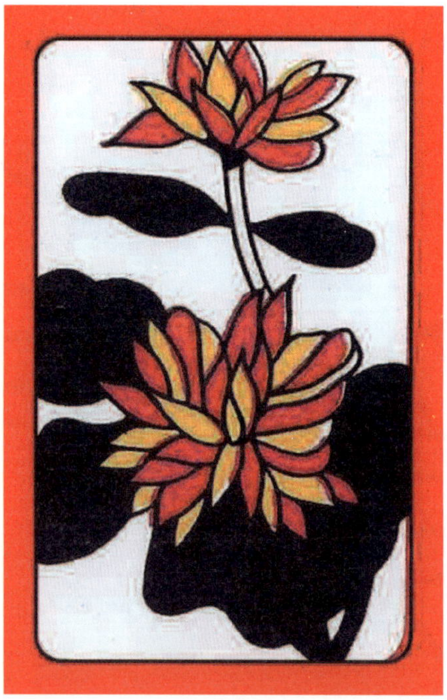

● 작사, 작곡: 황선우

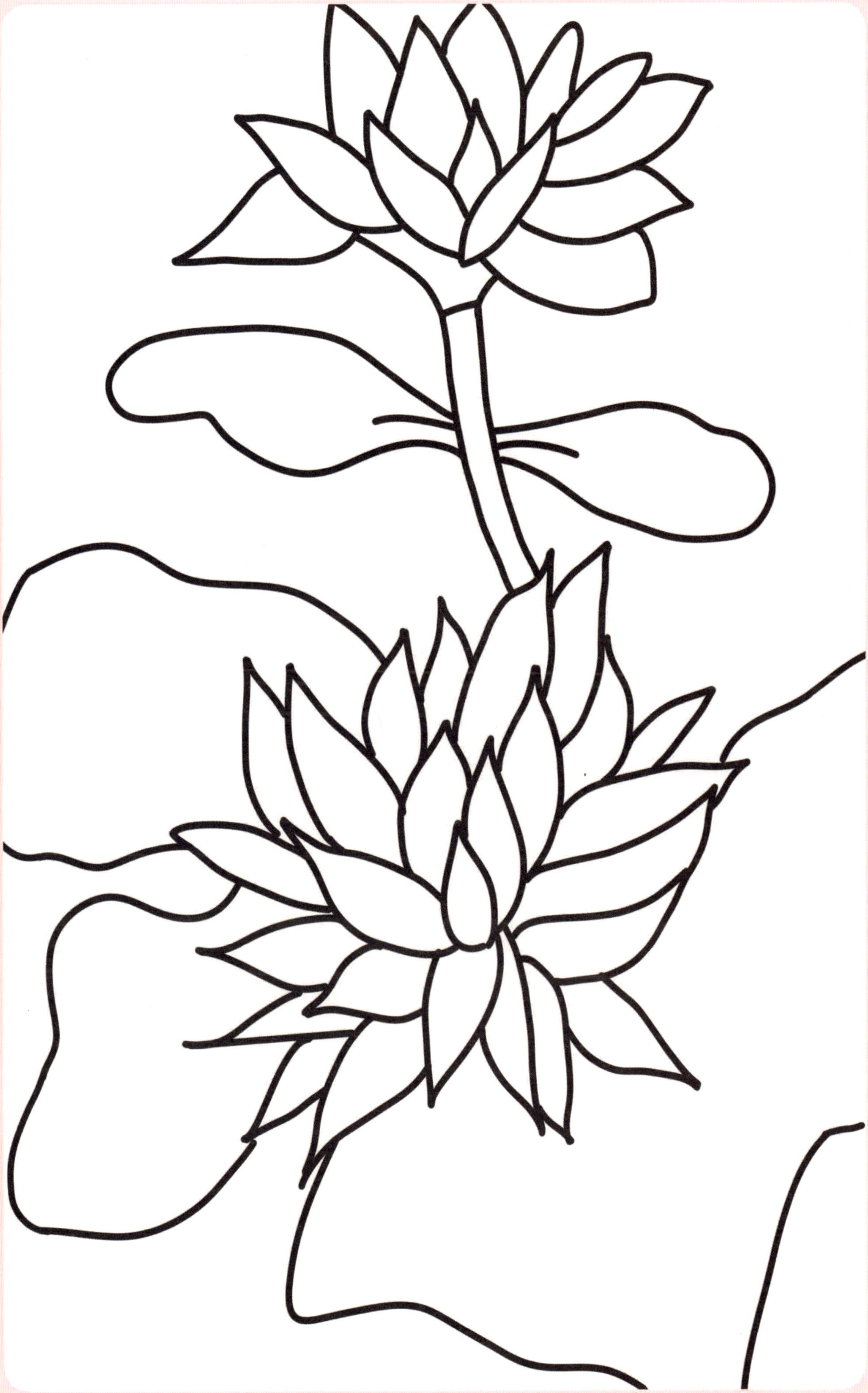

년 월 일

내장산 ● 김용임

동녘 바람 불어오면 곱게 물든 내장산아
저녁노을 붉게 타면 고운 애기단풍은
어이해 떨어지나
망부석의 사연인가 서리서리 눈물인가
내장사 쇠 북 소리 밤새도 둥지를 찾아
날개를 접는다
가을빛 물들면 애기단풍 지면은
찾아올까나 어느 고운임
나를 찾아 올까나 내장산으로

10월 단풍

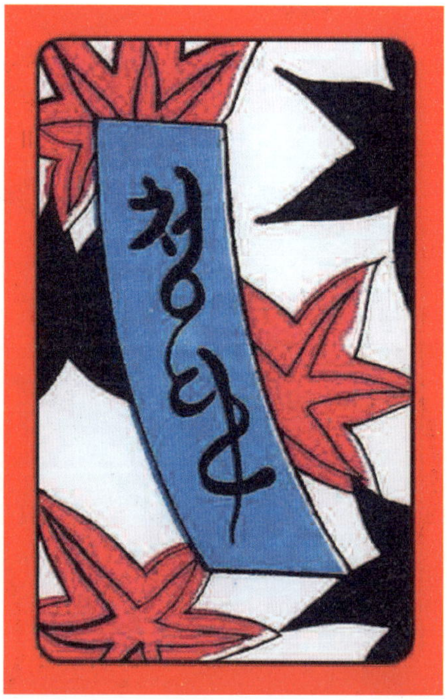

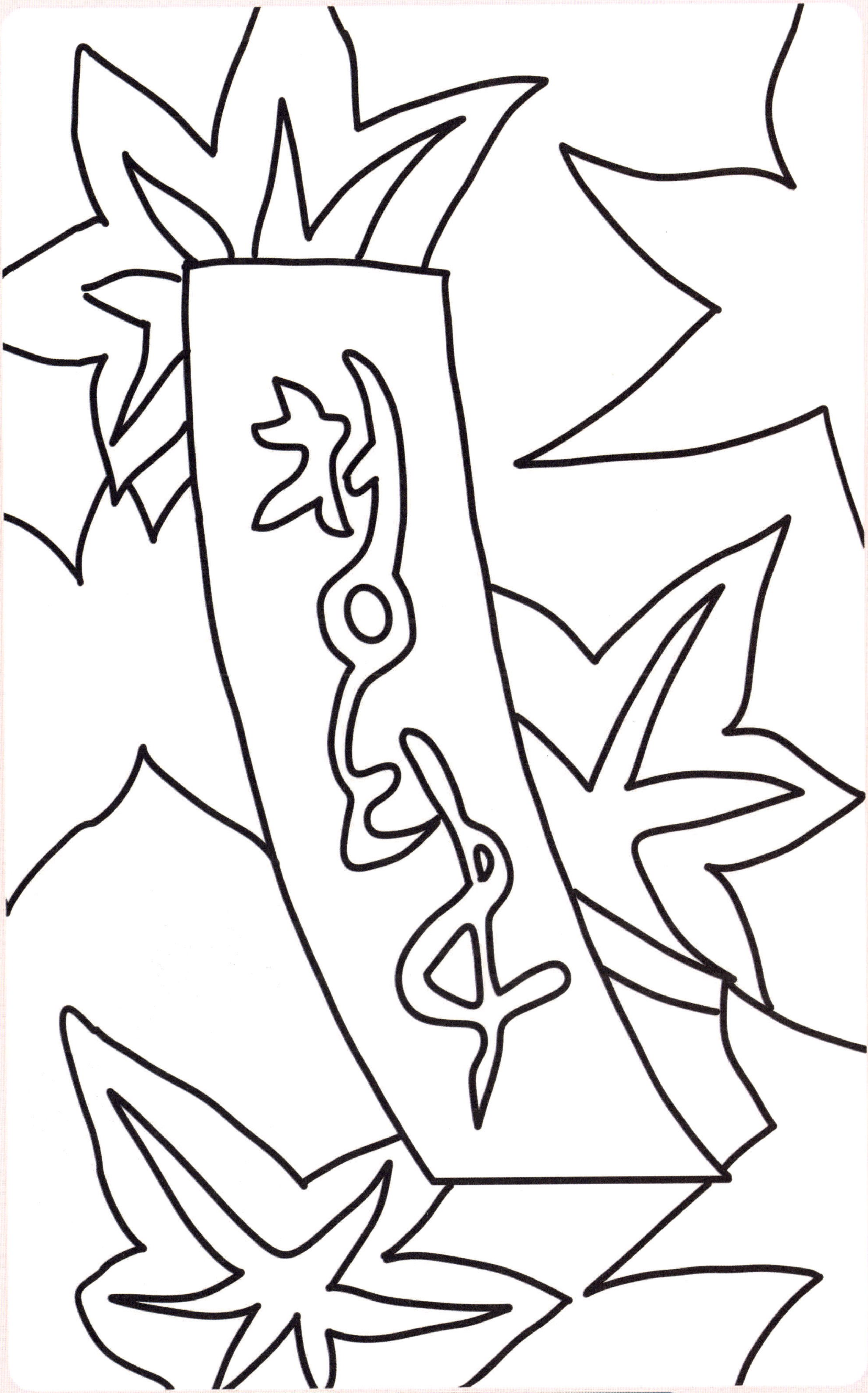

년 월 일

숨어 우는 바람소리 ● 이정옥

갈대밭이 보이는 언덕 통나무집 창가에
길 떠난 소녀같이 하얗게 밤을 새우네
김이 나는 차 한 잔을 마주하고 앉으면
그 사람 목소린가 숨어 우는 바람소리
둘이서 걷던 갈대밭 길에 달은 지고 있는데
잊는다 하고 무슨 이유로 눈물이 날까요
아 길 잃은 사슴처럼 그리움이 돌아오면
쓸쓸한 갈대숲에 숨어 우는 바람소리

10월 단풍

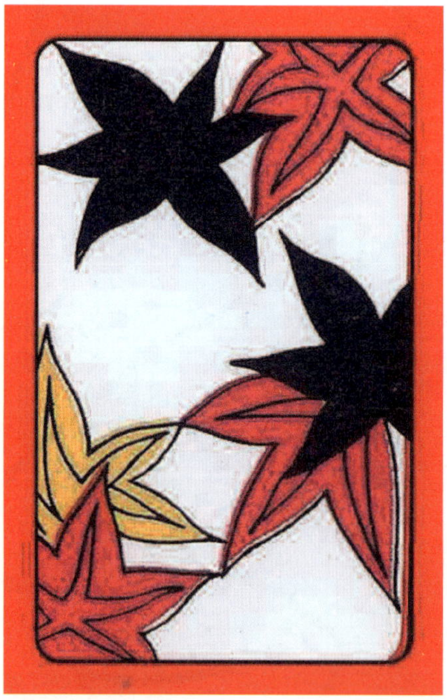

● 작사: 김지평 작곡: 김욱

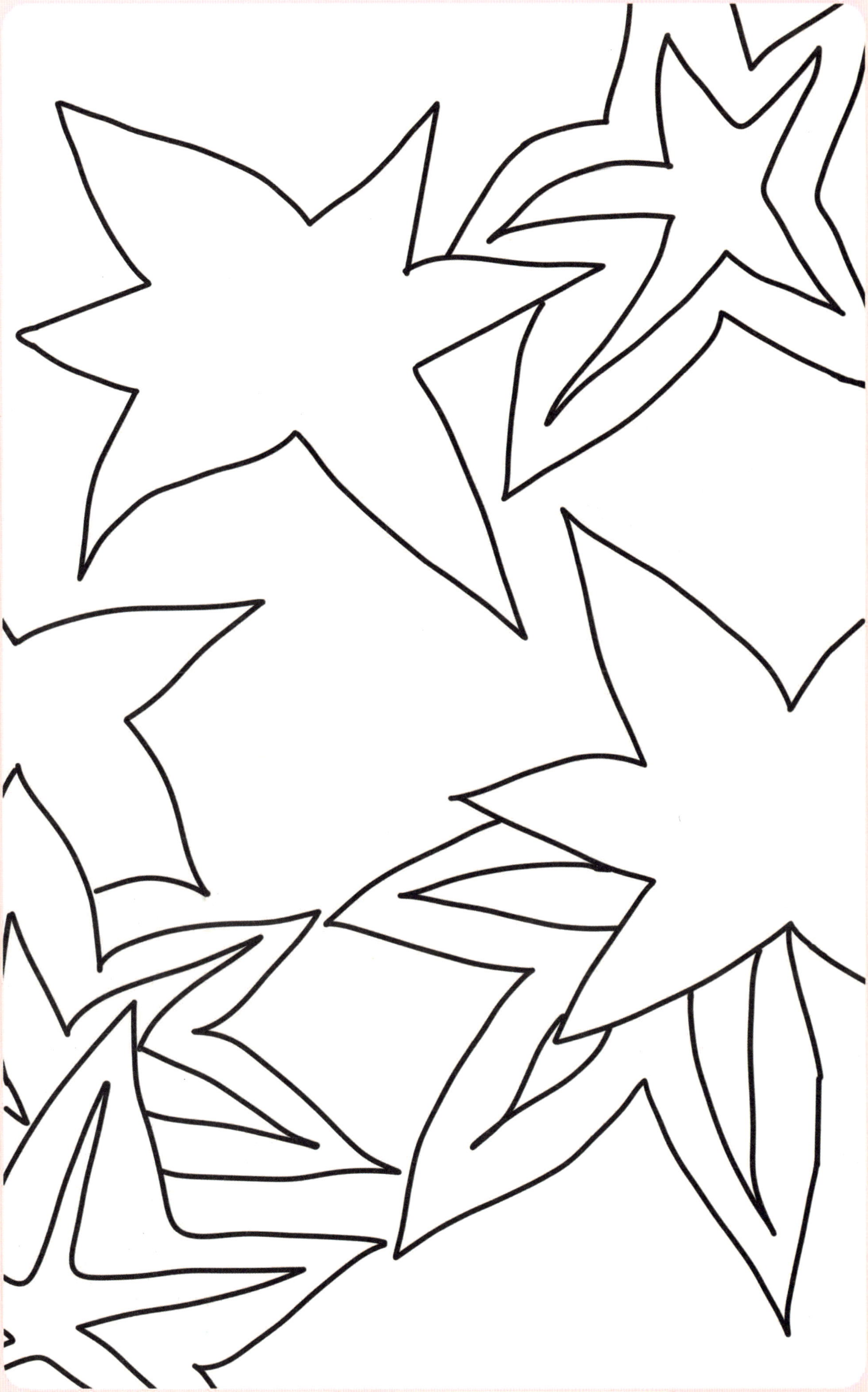

년 월 일

안동역에서 ● 진성

바람에 날려버린 허무한 맹세였나
첫 눈이 내리는 날 안동역 앞에서
만나자고 약속한 사람
새벽부터 오는 눈이 무릎까지 덮는데
안 오는 건지 못 오는 건지 오지 않는 사람아
안타까운 내 마음만 녹고 녹는다
기적소리 끊어진 밤에

어차피 지워야 할 사랑은 꿈이였나
첫 눈이 내리는 날 안동역 앞에서
만나자고 약속한 사람
새벽부터 오는 눈이 무릎까지 덮는데
안 오는 건지 못 오는 건지
대답 없는 사람아
기다리는 내 마음만 녹고 녹는다
밤이 깊은 안동역에서
기다리는 내 마음만 녹고 녹는다
밤이 깊은 안동역에서

● 작사: 김병걸 작곡: 최강산

11월 오동

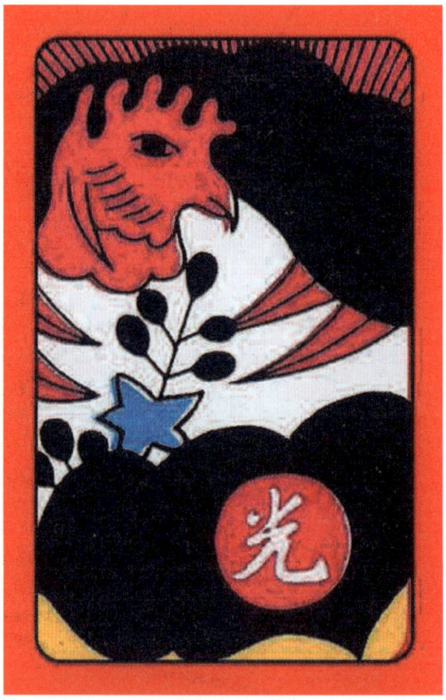

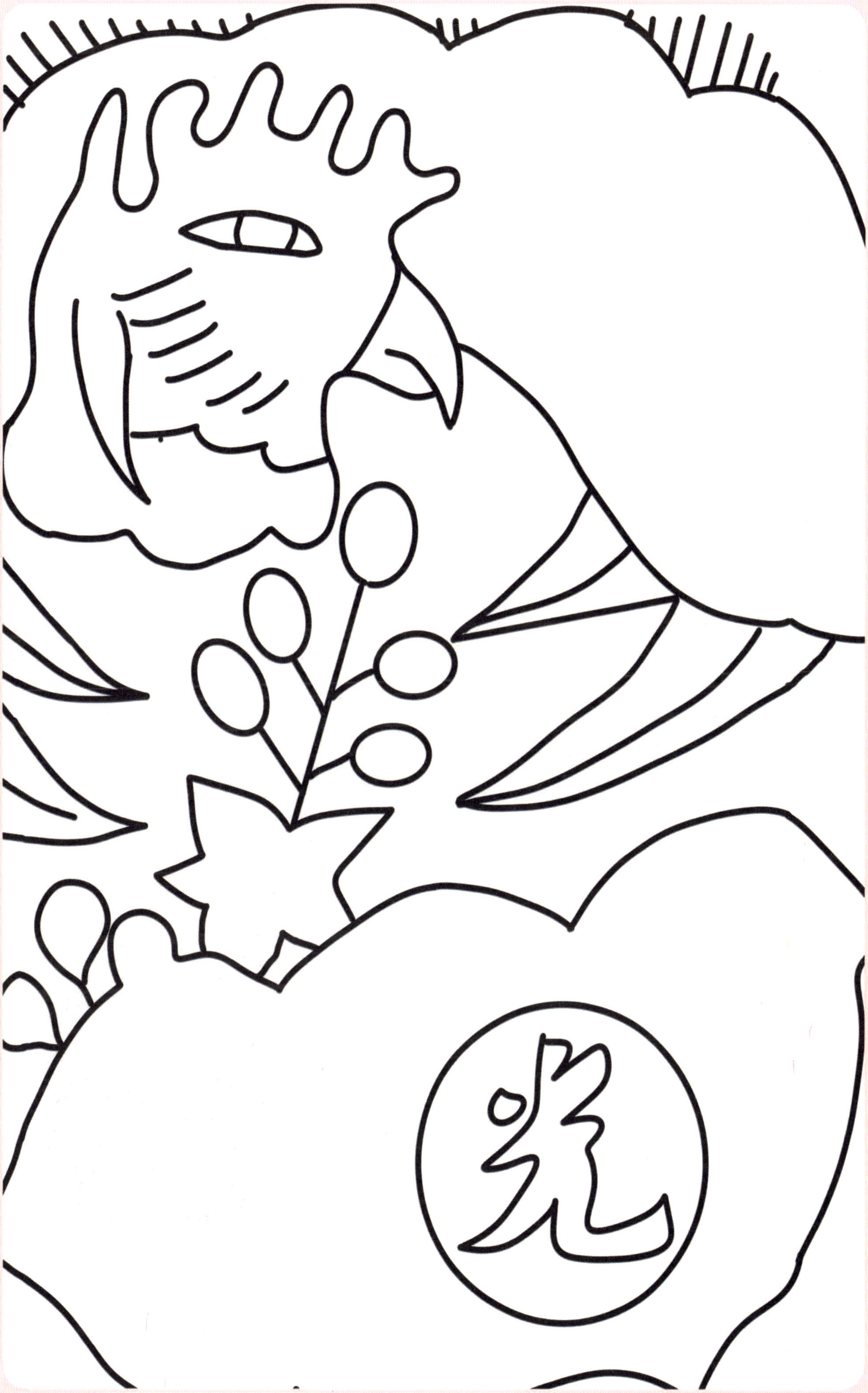

년 월 일

당신의 마음

● 방주연

바닷가 모래밭에 손가락으로 그림을 그립니다
당신을 그립니다
코와 입 그리고 눈과 귀
턱 밑에 점 하나
입가에 미소까지 그렸지만은
아아 마지막 한 가지 못 그린 것은
지금도 알 수 없는 당신의 마음

코와 입 그리고 눈과 귀
턱 밑에 점 하나
입가에 미소까지 그렸지만은
아아 마지막 한 가지 못 그린 것은
지금도 알 수 없는 당신의 마음

11월 오동

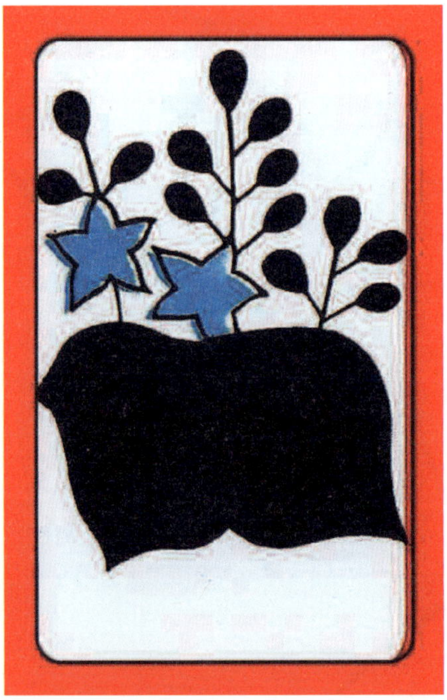

● 작사: 김지평 작곡: 김학송

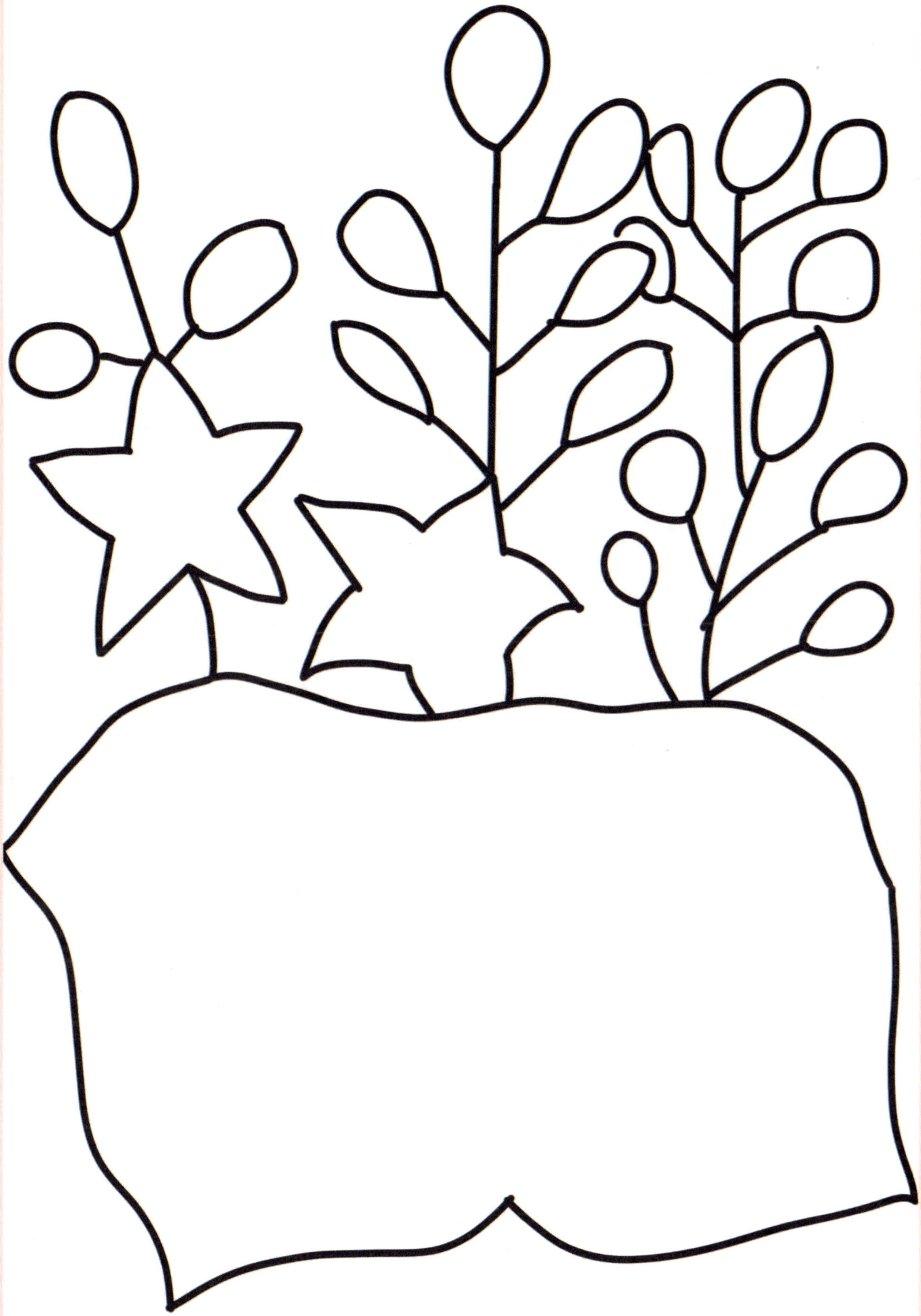

년 월 일

사랑과 인생 ● 김홍조

바람인들 내 마음을 알아 주겠니
구름인들 내 마음을 알아 주겠니
속속들이 말못하고 눈물에 젖는 이 심정 누가 알겠니
이럴 땐 누군가와 마주 앉아서
이런 저런 얘기하고 정도 나누고
서로 서로 외로움을 달랬으면 좋으련만
마음대로 안 되는 게 인생이더라
인생이더라 인생이더라

12월 비(雨)

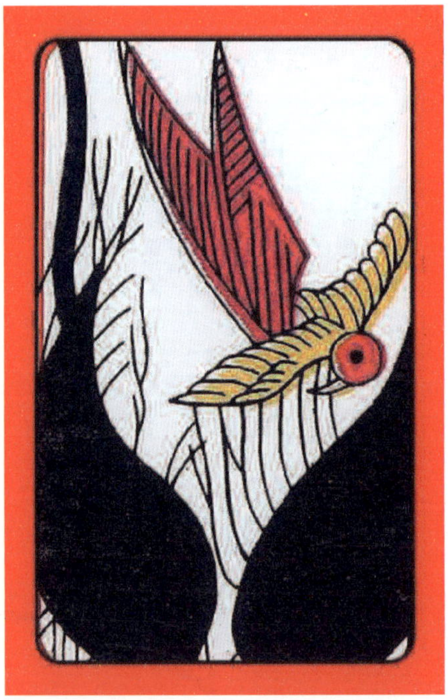

● 작사, 작곡: 김홍조

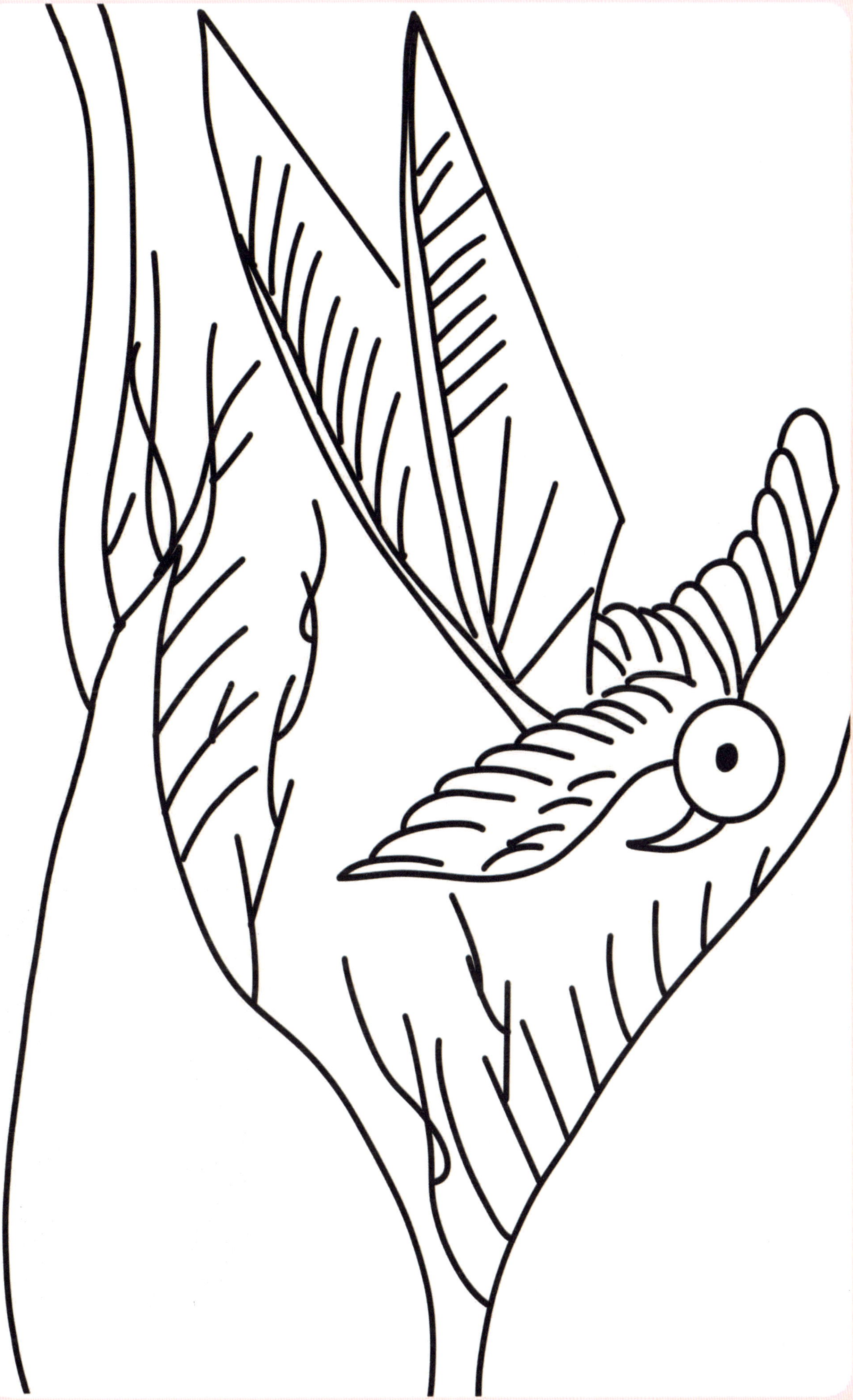

년 월 일

열두줄

● 김용임

가슴을 뜯는 가야금 소리 달빛 실은 가야금 소리
한줄을 퉁기면 옛 님이 생각나고
또 한줄을 퉁기면 술맛이 절로난다
둥기 당기 둥기 당기당
둥기 당기 둥기 당기당
사랑 사랑 내 사랑아
어화둥둥 내 사랑아
열두줄 가야금에 실은 그 사연
어느 누가 달래 주리오

12월 비(雨)

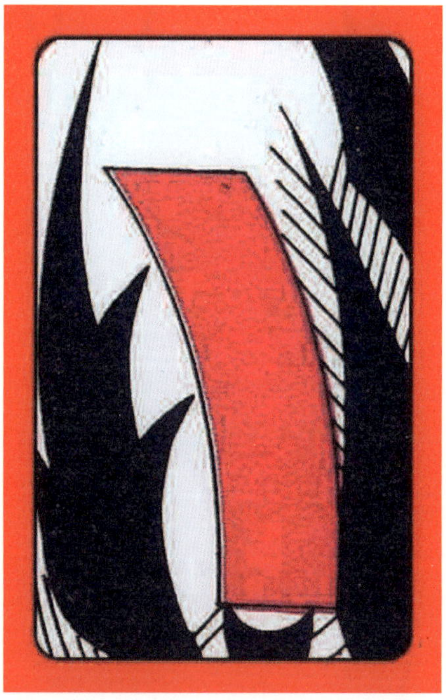

● 작사, 작곡: 김상길

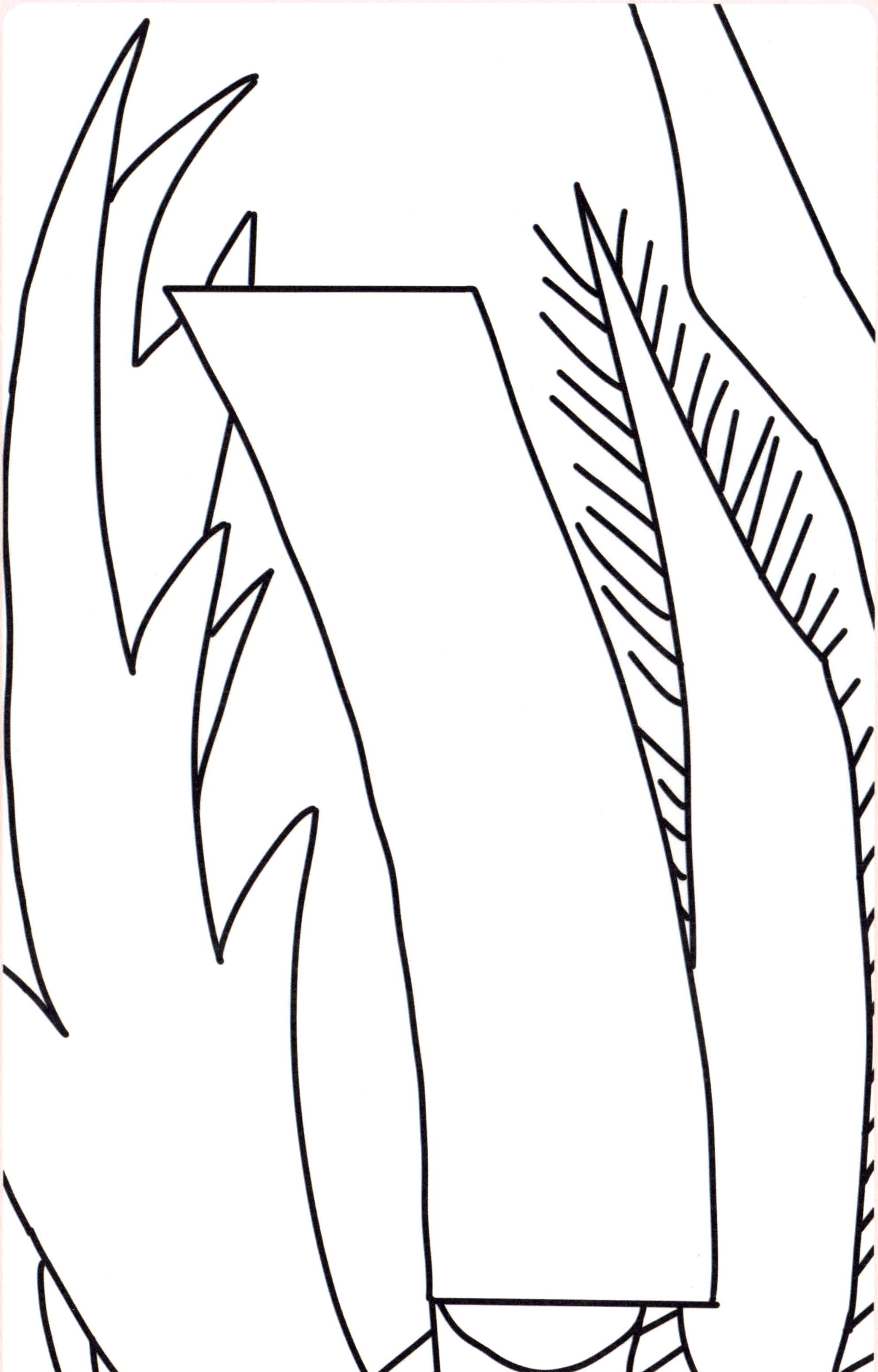

년 월 일

년 월 일 요일 오늘 날씨 맑음 / 흐림 / 비나 눈

오늘 나의 기분을 체크하고 이유를 적어보세요 기쁨 | 슬픔 | 편안함 | 불안함

지난주에 있었던 기억에 남는 일을 한가지 이상 떠올려보세요

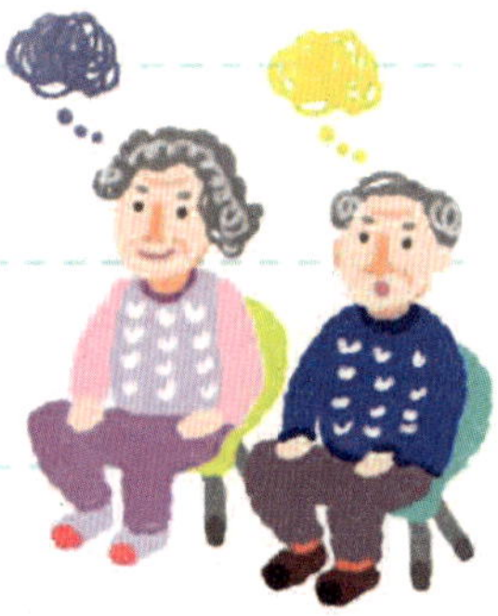

오늘 가장 많은 시간을 보낸 장소를 떠올려보세요

오늘 제일 맛있었던 식사 메뉴를 떠올려보세요

오늘 나의 하루를 정리해 보세요

아침 오전 06:00 ~ 오후 12:00

점심 오후 01:00 ~ 오후 06:00

저녁 오후 06:00 ~ 오후 10:00

오늘의 일기

오늘의 건강 관리 (색칠해주세요)

	부족		충분
운동 (걷기,스트레칭등)			
금주, 금연, 식이조절			
사회활동			

내일 하고 싶은 것을 자유롭게 적어보세요.

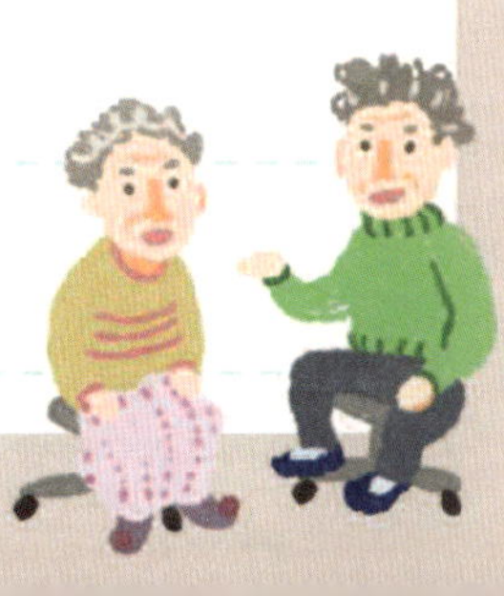

년 월 일 요일 오늘 날씨 맑음 / 흐림 / 비나 눈

오늘 나의 기분을 체크하고 이유를 적어보세요 기쁨 | 슬픔 | 편안함 | 불안함

지난주에 있었던 기억에 남는 일을 한가지 이상 떠올려보세요

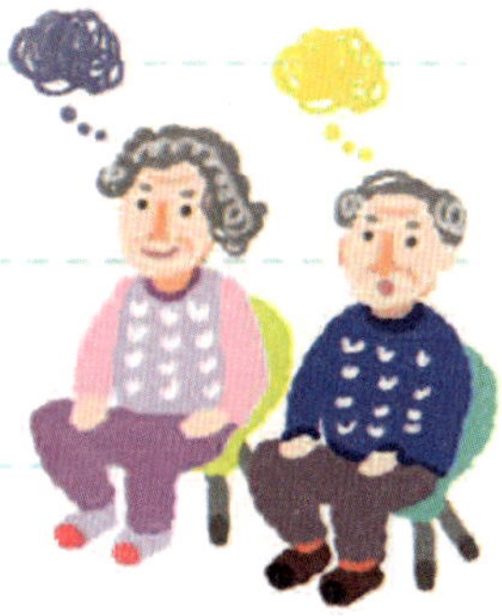

오늘 가장 많은 시간을 보낸 장소를 떠올려보세요

오늘 제일 맛있었던 식사 메뉴를 떠올려보세요

오늘 나의 하루를 정리해 보세요

아침 오전 06:00 ~ 오후 12:00

점심 오후 01:00 ~ 오후 06:00

저녁 오후 06:00 ~ 오후 10:00

오늘의 일기

오늘의 건강 관리 (색칠해주세요)

	부족		충분
운동 (걷기,스트레칭등)			
금주, 금연, 식이조절			
사회활동			

내일 하고 싶은 것을 자유롭게 적어보세요.

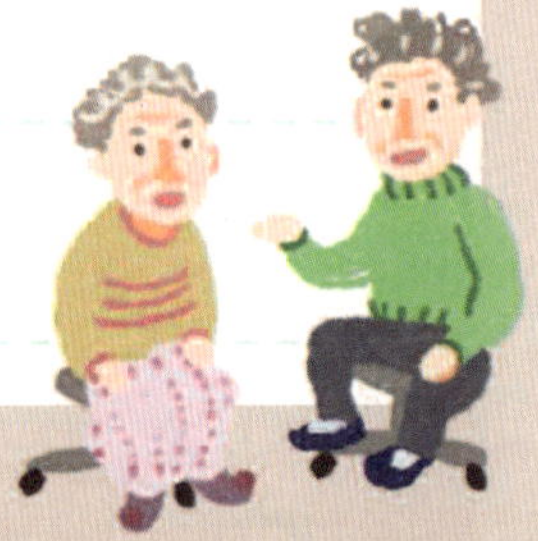

저자소개

최현숙

웃음치료사, 행복한 성 상담사, 상담심리사, 보육교사, 사회복지사, 대중 가수, 전국노래교실강사

수상
1997년 학골주부가요 열창 대상 수상
1997년 KBS 주부가요열창 우수상
2008년 신인가수상 수상
치매 요양원 무료교육 공로상

경력
1997년~현직 대중가요 강사 및 심사, MC
2006년 〈당신의 트로트〉로 가수 데뷔
국제라이온스협회 354A지구 2부회장
현) 가우엔터테인먼트 가수
OST 〈눈물같은 사랑〉(강이 되어 만나리, KBS TV소설, 2006)
현) 행복한 노래와 성 강의
현) 강사자격증반 강의

저서
〈남의 장단만 맞추던 최여사 찜질방 슈퍼스타 되다〉(행복에너지, 2012)
〈성공하려면 비워라 즐겨라 미쳐라〉(행복에너지, 2012)

치매예방활동 시리즈 ❹

즐겁게 노래하며
화투색칠하기 ❶

2021년 4월 15일 1판 1쇄 발행
2021년 10월 25일 1판 2쇄 발행

엮은이 최현숙
그린이 조가연
펴낸이 조재성
펴낸곳 서현사

등록 2002년 8월 14일 제03-01392호
주소 경기도 고양시 일산동구 중앙로 1055번지 레이크하임 206호
전화 031-919-6643
팩스 031-912-6643

ISBN 979-11-88986-41-5 97510
979-11-88986-13-2(세트)

정가 6,000원